見て・考える 褥瘡ケア

創面をみれば
すべてがわかる

ここで差がつくテクニック

大浦武彦
北海道大学名誉教授
褥瘡・創傷治癒研究所所長

中山書店

緒　言

創面変化の原因が体位交換と背上げとは！

　この本の出筆の思いは、ちょうど褥瘡のポケットについてまとめていたときで、7年前に遡る。それは、褥瘡創傷治癒過程の中期から後期にかけて起きる症状の一つに、肉芽面が「圧」と「ずれ」のため、破壊され、膠原線維の層が露出したポケットを発見したときのことである。しかも、この「圧」と「ずれ」の原因が、褥瘡を治癒させたい、あるいは予防したい一心で看護のスタッフが2時間おきにしていた体位変換にあると知ったときの驚きは大きかった。看護師、介護士は知識として「圧」と「ずれ」が褥瘡によくないことを知っていても、現実の創面の変化の原因と体位変換が結びついていないのである。

　特にこの思いを強くさせたのは、厚生労働省の「栄養と褥瘡」についての研究であった。栄養介入と褥瘡のサイズを RCT で検討する際、マットレスの一定化と経管栄養患者を選ぶほかに看護ケアを一定化することが絶対に必要であると考えた。そこで、患者登録の際に病院において説明会とセミナーを開催し、褥瘡委員会のスタッフと実際に回診を行った。研究に協力してくださる病院なので、「圧」と「ずれ」の対策も行われていたが、それにもかかわらずここでも実際に創面に現れている変化から褥瘡ケアの状態を推定している方には出会えなかった。

創面の変化は褥瘡ケアと治療の履歴

　3年前から私の褥瘡セミナーでは"創面は語る"あるいは"創面は褥瘡ケア・治療の履歴"などの表現を使って創面の変化をみることの重要性を指摘している。

　私は17年間にわたって、6つの大きな病院の褥瘡回診を2週間に1回行っている。これは今でも続いている。この褥瘡回診と、10年前から始めた在宅の褥瘡往診を含めて、合計数千例の褥瘡治療に最初から最後までかかわってきた。その経験から創面の変化が褥瘡ケアと治療の"歴史"を示すことがわかった。

創面変化から遡り、褥瘡ケアと治療を反省する

　創面は実にいろいろなことを教えてくれる。創面の出血からは褥瘡ケアの悪いところがわかるし、創面の段差からはどのような体位変換をすればよいのかを考えさせられ、最近になってやっと褥瘡にやさしい体位変換がどのような方法であるかにたどりつくことができた。

　治りが悪いと嫌われているポケットにも善玉と悪玉があり、悪玉ポケットができるのはケアが悪いからである。肉芽面の変化についても病理学的には"良い肉芽"と"不良肉芽"の2種類しか分類していない。これでは不十分と思っていたことから端を発して病理医の木村鉄宣先生（札幌皮膚病理診断科）と共同研究を発足させ、今回はその一部を掲載した。

いろいろなところで創面の「圧」と「ずれ」を教えるために、"手を当てて感じる"「手当て法」を考えた。これは、誰でも、いつでも、どこでもできる実践に則した有効な圧とずれの測定法であり、各病院において確証を得ている。"手当て"は東洋医学の原点であるが、褥瘡における"手当て法"も褥瘡ケアの原点であると考えている。

　以上のように、創面の変化から遡ってどのような褥瘡ケアを行っていたかを推定し、反省することが重要であることを強調したい。

さまざまな新しい試みを盛り込んだ本書

　この本を出筆するにあたり、中山書店の編集者と綿密な計画を練り、さまざまな新しい試みを盛り込んだ。

　「第1章 やっていませんか、こんなケア」では、現状の褥瘡ケアと治療の問題点を、実際の創面の変化から推定し解決法を単純に要約した。「第2章 押さえておきたい基礎知識」では、詳細を「圧」と「ずれ」の点から解説するとともに、第1章での問題事項を深く掘り下げて解説した。「第3章 症例から学ぶ『創面から考えるケア』」では症例を中心とし、その症例に起きた創面の変化と、それにつながるエピソードが褥瘡ケアや治療と密接につながることを解説した。「付録 褥瘡ケアに役立つ知識と商品」では、実際に私自身が使って便利なもののみを紹介した。

　この本は著者の今までの褥瘡治療とケアの集大成である。ぜひともこの本を通して褥瘡ゼロを目指してくださる医療スタッフが多くなることを期待している。

2010年8月

著者　　大浦　武彦

Contents 目次

第1章　やっていませんか、こんなケア

1. **こんなにある褥瘡ケアの問題点**…………2
   - 01 ガイドラインに頼りすぎる…………2
   - 02 体位変換の目的を正しく理解していない…………3
   - 03 背上げの影響を理解していない…………4
   - 04 拘縮があっても対応していない…………5

2. **褥瘡ケアと治療の問題点とその解決策**…………6
   - 01 救急、ICUのベッドをもう一度点検しよう！…………6
   - 02 意外なところの落とし穴：透析室にマットレスがない！…………7
   - 03 リハビリテーションで悪化する場合もある!!…………8
   - 04 病棟ごとに異なる褥瘡ケアになっている!!…………9
   - 05 褥瘡対策委員会が実効性をもって機能していない!!…………10

3. **創からみる褥瘡ケア　創を見ずして褥瘡ケアを語ることなかれ**…………11
   - 01 水疱の出現…………14
   - 02 表皮剥離とビランの出現…………15
   - 03 壊死組織の乾燥…………16
   - 04 創面の段差…………17
   - 05 創面内の肉芽塊…………18
   - 06 過剰な肉芽…………19
   - 07 初期型ポケット…………20
   - 08 遅延型ポケット（外力介在型ポケット）…………21
   - 09 創面内の出血（血腫）…………22
   - 10 創面の真ん中に突然出現した壊死組織（サンドウィッチ型壊死）…………23
   - 11 尾骨・仙骨部の深い褥瘡…………24
   - 12 大転子部の褥瘡…………25
   - 13 発熱を伴う厚い壊死組織…………26

14 臀裂の裂隙……………27

　　　15 痛々しい!!　背中の3本の黒色壊死組織………28

4. **間違った軟膏療法**……………29

　　　01 ユーパスタ®……………29

　　　02 ゲーベン®クリーム……………30

　　　03 ブロメライン®軟膏……………31

　　　04 抗生物質軟膏と肉芽調整作用のある外用薬……………32

5. **陰圧閉鎖療法を正しく適用しているか**……………33

　　　01 陰圧閉鎖療法機器（VAC）は肉芽を早く成長させる……………33

　　　02 VACを使う前に創面をアセスメントする……………35

第2章　押さえておきたい基礎知識

1. **褥瘡のでき方**……………38

　　　01 力学的影響と褥瘡の好発部位……………38

　　　02 褥瘡の発生メカニズム……………40

　　　03 残留する圧とずれ……………42

2. **創の治り方**……………44

　　　01 褥瘡の治癒（治り方）の特徴……………44

　　　02 浅い褥瘡の治癒経過……………46

　　　03 深い褥瘡の治癒経過……………48

　　　04 深い褥瘡の治癒経過（創の収縮）……………50

3. **時間の経過とともに変化する初期症状**……………52

4. **創面の変化とその治り方**……………54

　　　01 水疱……………54

　　　02 出血……………56

　　　03 ポケット……………58

　　　04 創面の段差……………64

5. **さまざまな肉芽組織**……………70

6. **組織から見た肉芽の変化**……………73

　　　01 真皮残存の浅い潰瘍の表皮形成……………74

02 乾燥創面と湿潤創面における表皮形成の違い…………76

　　03 バイオロジカルドレッシング、フィルムドレッシングおよび放射線皮膚潰瘍…………78

　　症例1 繰り返しの圧とずれにより遅延性段差のある褥瘡 …………80

　　症例2 感染性肉芽・不良肉芽のある褥瘡 …………81

　　症例3 繰り返しの圧とずれにより長期にわたり治癒しない褥瘡…………82

7. 創辺縁の変化（治癒過程の指標）…………84

　　01 創辺縁の経過…………84

8. 褥瘡における壊死組織の特徴…………86

　　01 壊死組織とは？…………86

　　02 壊死組織の融解の特徴…………89

　　03 壊死組織の治療…………90

9. 創の感染…………94

10. 手当て法…………96

　　01 "手当て法" とは…………96

　　02 "手当て法" の実際…………96

11. 看護ケアの基準としての OH スケール…………98

　　01 OH スケールで点数をつけ危険要因のレベルを決めると、
　　　　その患者の褥瘡発生率と治癒期間が推定できる…………98

　　02 OH スケールを利用すれば、
　　　　病院・施設に必要な体圧分散マットレスの数と質を推定できる…………100

12. 使いやすいポリウレタンフィルムに穴をあけて使用する方法…………103

　　01 穴あきポリウレタンフィルム療法とは…………103

　　02 穴あきポリウレタンフィルムの使い方…………104

13. 正しい「圧」と「ずれ」の排除法…………106

　　01 想像以上に大きい「圧」と「ずれ」…………106

　　02 背抜き（足抜き）…………106

　　03 体位変換…………107

　　04 体圧分散マットレスの活用…………108

　　05 その他の体圧分散方法…………109

第3章 症例から学ぶ「創面から考えるケア」

1. **浅い（浅く見える）褥瘡**……112
    - 症例1 下肢外果部の浅い褥瘡……112
    - 症例2 早期に軽快した尾骨部の浅い褥瘡……113
    - 症例3 瘢痕上に生じた、治りにくい浅い褥瘡……114
    - 症例4 臀部の浅い褥瘡……116
    - 症例5 臀部の、発生時には浅く見えた深い褥瘡……117

2. **深い褥瘡**……118
    - 症例1 悪い形の背上げ（栄養）、さらにリハビリテーションで悪化し、軽快まで時間を要した尾骨・仙骨部の深い褥瘡……118
    - 症例2 事故で脊髄損傷し、車椅子生活。治癒に半年を要した尾骨・仙骨部のポケットを伴う深い褥瘡……122
    - 症例3 脳梗塞により発生した、左大転子部のポケットを伴う深い褥瘡……126
    - 症例4 急性炎症性ニューロパチー、統合失調症により発生したポケットを有する仙骨部褥瘡……130
    - 症例5 10数年間寝たきりの患者の腸骨部の深い褥瘡……133
    - 症例6 リハビリテーションによって悪化した脊髄損傷の車椅子患者の右坐骨、大転子部、仙骨部の複合褥瘡……137

付録　褥瘡ケアに役立つ知識と商品

- 陰圧閉鎖療法……144
- 褥瘡保護用パッド……145
- 体圧分散マットレス……146
- 車椅子用クッション……148
- ポジショニングクッション……149
- ドレッシング材……150

文献……152

第1章
やっていませんか、こんなケア

　褥瘡を予防しよう、なんとかして治そうと行っている体位変換やポジショニングが、逆に褥瘡を悪化させ、そればかりか関節拘縮をもつくっている場合がある。褥瘡を早く治そうと栄養を一生懸命に与えたことが褥瘡を悪化させている場合もある。看護師やケアスタッフの思いとは逆の現象が臨床現場で数多く起きている。

　著者は、褥瘡についての調査研究の一環として、あるいは、病院からの要請に応じて、これまで全国100以上の病院で、褥瘡回診や診断・治療、ケアの方法についての講義などを行ってきた。訪れたのは褥瘡ケアに熱心な病院ばかりであったが、それでも上記のような状況が多くみられた。すなわち、創をみていない、もしくは、創の状態からケアの反省を行い、その修正を行えていなかった。そして、圧やずれが褥瘡の治療を遅らせていた。

　褥瘡の創面は、それまでの治療・ケアのあり方を正確に反映している。言い換えれば、創面は、治療・ケアの記録であり、これから必要な治療・ケアの内容を示す羅針盤である。

　本書は、科学的根拠に基づいた褥瘡ケアの方法論を提示するものである。創についての基礎知識を解説し、創の状態の変化から褥瘡ケアをアセスメントする。そして現在ある問題点をあぶり出し、その対応策を考え、あるべきケアにつなげる手法を示す。

　褥瘡ケアは、創面を見ることから始まる。

第1章

見出しの横にある 第○章 ○ページ は、第1章と第2章で、相互に関連するページを示しています。

やっていませんか、こんなケア

1. こんなにある褥瘡ケアの問題点

01 ガイドラインに頼りすぎる

第2章 100ページ

ガイドラインどおりにケアを行えばそれでいいのだろうか？

　看護、介護の世界でガイドラインやマニュアルは異常と思われるほど絶対的な力をもっている。たしかにガイドラインやマニュアルはあらゆることが数値化してあるので、わかりやすく、これを理解して実施すれば、ある程度までのレベルアップが比較的容易にできる。

　しかし、高齢者では個々の状況の違いが大きく、個体差も大きいので、対応すべき範囲が広い。それゆえ、ガイドラインどおりにケアを行っても達成できるのは50〜60%までである（図1）。したがって、特に高齢者の褥瘡ケアでは個々のケースにあった、画一的でない、「考えるケア」もあわせて行わなければならない。

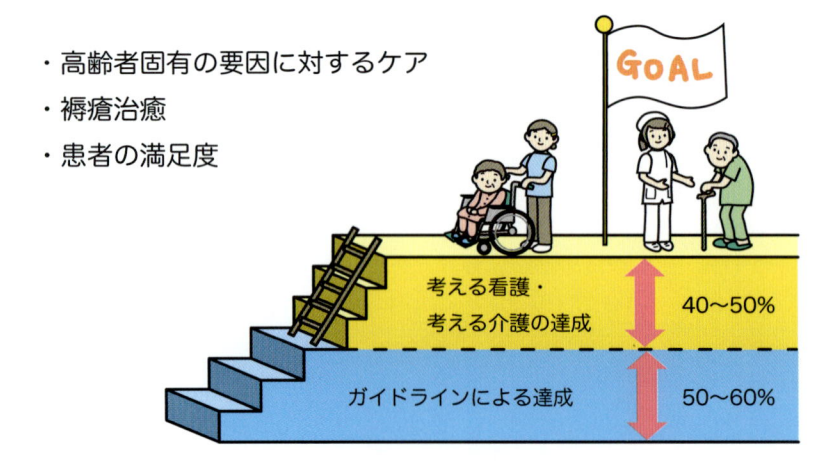

・高齢者固有の要因に対するケア
・褥瘡治癒
・患者の満足度

考える看護・考える介護の達成　40〜50%
ガイドラインによる達成　50〜60%

図1　ガイドラインだけで質の高いケアは達成できない

第1章 やっていませんか、こんなケア

02 体位変換の目的を正しく理解していない

第2章 107ページ

体位変換は何のために行うのだろうか？

　このようなわかりきったことを聞くなと叱られるかもしれない。しかし、体位変換の目的を正しく理解している人は意外と少ない。

　体位変換の主目的は、体圧の分散である。褥瘡好発部位の骨突出部に圧とずれをかけない、すでに褥瘡がある場合には、特にその部位に圧とずれをかけないようにする。単に「身体を動かせばよい」わけではない。体位変換の途中はもとより、終わったあとにも身体の骨突出部に手を入れて圧とずれ力が排除されているかをチェックしなければならない。

　体位変換は、そのやり方によっては褥瘡を悪化させる要因となる。体位変換をただ患者の身体を動かすこととしか理解していないと、褥瘡に悪い影響を与えていても、悪いことをしているとの自覚がないので、どんどん悪化させてしまう。

　たとえば、30度側臥位が不適切である高度な病的骨突出症例に平気で30度側臥位を続けているケース、背上げすると明らかに悪影響を与えるやせた状態の症例でも、考えることなく単純にケアを行っているケースなど、現場には問題点がまだまだ多い（図2）。

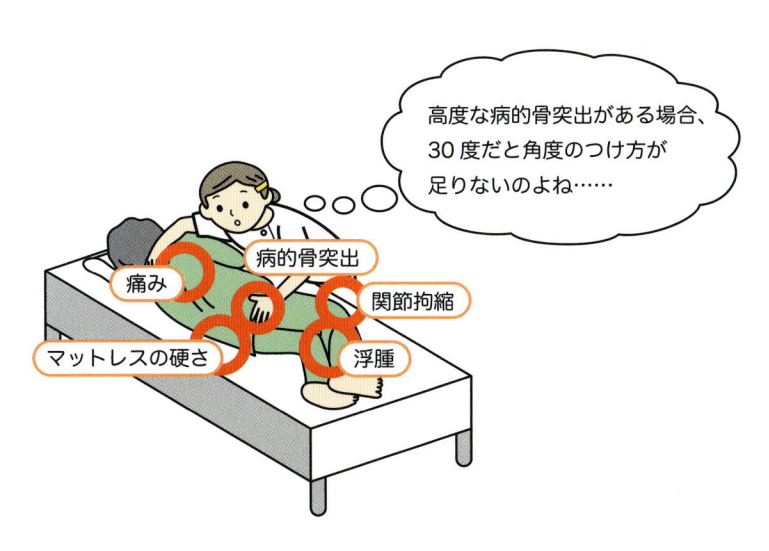

図2　30度側臥位がすべての患者に有効なわけではない

03 背上げの影響を理解していない

第2章 38、107ページ

背上げの影響を理解しているだろうか？

　栄養供給時や誤嚥による肺炎予防のために背上げをすることが多いが、背上げの褥瘡への影響は非常に大きい。仙骨部から尾骨部にかけて、なかなか治癒しない深い褥瘡や段差のある褥瘡では、まずこの背上げの影響（圧とずれ）があると考えたほうがよい。背上げすることにより、ずれが発生し、これが骨突出との関係で組織内応力（合力）となって増大され、深い褥瘡をつくり、褥瘡創内に段差、肉芽塊あるいは骨露出まで引き起こしてしまう（図3）。

　一般的に30度の背上げでは問題がなく安心と言われているが、高齢者で病的骨突出が高度である場合や、膝関節や股関節に拘縮がある場合は仙骨部や尾骨部の圧が増大しているので、安全でない場合も多い。

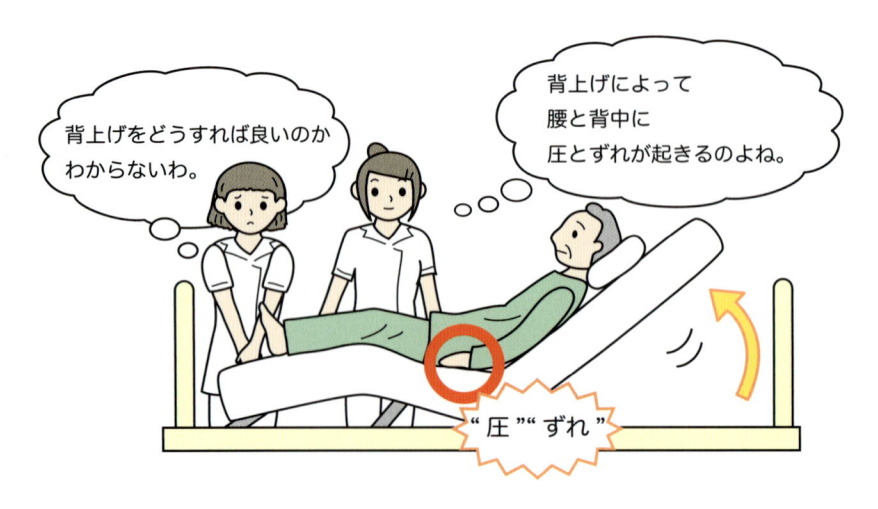

図3　圧とずれを残留させると褥瘡は治らない

第 1 章 やっていませんか、こんなケア

04 拘縮があっても対応していない

第 2 章 110ページ

拘縮に対応した褥瘡ケアが行われているだろうか？

　褥瘡があり、かつ拘縮のある患者は少なくない。しかし、拘縮の有無を考慮した褥瘡ケアが行われているかというと、そうではないというのが現状だろう。たとえば、膝関節に拘縮があると仙骨部、踵部や大転子部に圧が増大してかかる（図4）ので、このことを知らなければ正しいケアはできない。

　拘縮は、ガイドラインどおりの画一的な褥瘡ケアだけではうまくいかない代表例で、ここからも"考える褥瘡ケア"が必要なことが理解できるだろう。

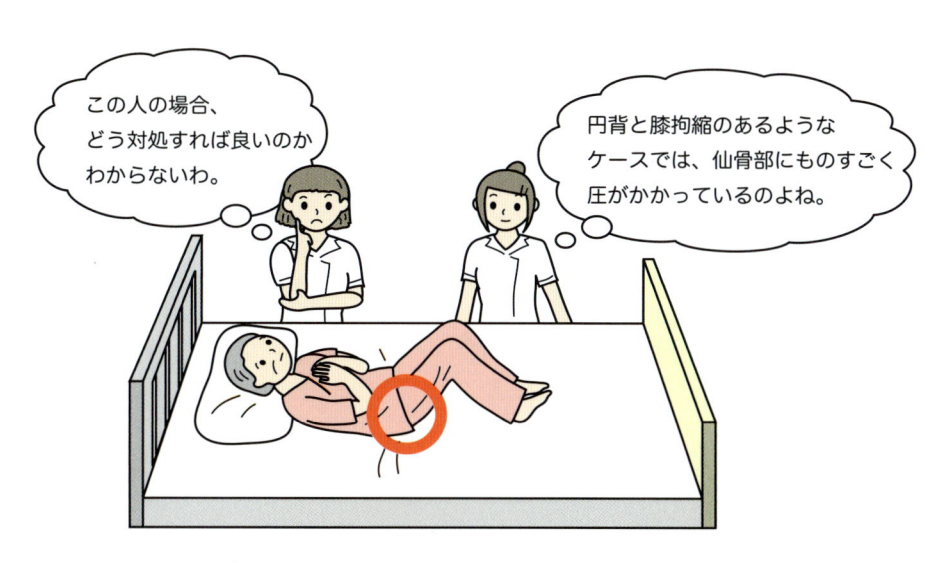

図4　膝関節拘縮があると圧とずれが過剰にかかる部位ができる

2. 褥瘡ケアと治療の問題点とその解決策

01 救急、ICUのベッドをもう一度点検しよう！　　第2章 107ページ

要点　point

Ⅰ 救急やICUで褥瘡を発生させることが多い。
Ⅱ 褥瘡の発生（症状の発現）には時間差がある。

解説　commentary

Ⅰ 救急で搬送される意識を失った患者に褥瘡の発生が多い。この褥瘡は救急やICUに在室しているときに発生するのではなく、救急やICUを出てから現れることが多い。

　救急やICUでは救命が最優先であり、救急的処置に追われ命を救うことに集中するので褥瘡のことは忘れられがちである。だからこそ、あらかじめそのユニットの機能に適した体圧分散マットレスを用意しておく必要がある（図5）。日本でも救急・ICUに適したマットレスやベッドが容易に入手できることを知るべきである。

　救急車のベッドにも問題がある。オランダでは救急車のベッドに静止型の体圧分散マットレスを配置して救急対応時の褥瘡発生率が下がったという。

Ⅱ 急性期病院に入院しているのはだいたい2週間以内のため、たとえ褥瘡が生じても軽い症状のままなので、スタッフは重症な褥瘡が発生したという認識が少ない。

「搬送時、救急処置時にも褥瘡はできる！」

「ストレッチャーなどのマットレスが硬い！」

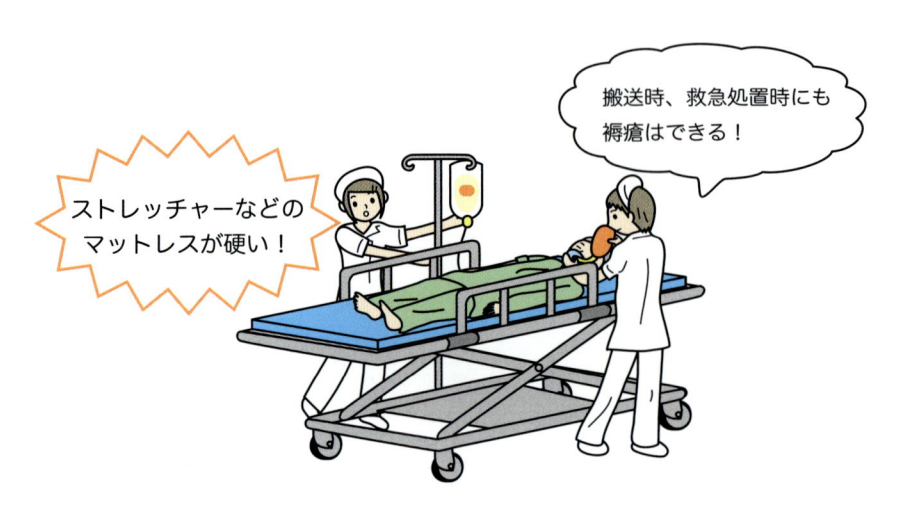

図5　救命救急の場面では褥瘡発生リスクがあまり考慮されていない

02 意外なところの落とし穴：透析室にマットレスがない！

第2章 107ページ

要点 point

Ⅰ 透析室の環境が褥瘡を悪化させる。
Ⅱ 血行不全や糖尿病による足病変が多い。

解説 commentary

Ⅰ 病室では理想的な体圧分散マットレスを使用し、看護・介護も高レベルのケアをしているのに、いつまでたっても褥瘡が治らないというケースをよく経験する。調べてみると、患者は透析を行っており、透析中は硬いマットレスに寝かされていたという。1日4時間、週に2～3回の透析中のマットレス対策は、褥瘡ケアで注意すべき大きな問題の一つである（図6）。

Ⅱ 透析の患者に足潰瘍（PAD）が多い。血行不全によるもの、糖尿病により末梢神経異常による褥瘡が多く発生している。PADでは血流を測定することが大切である。

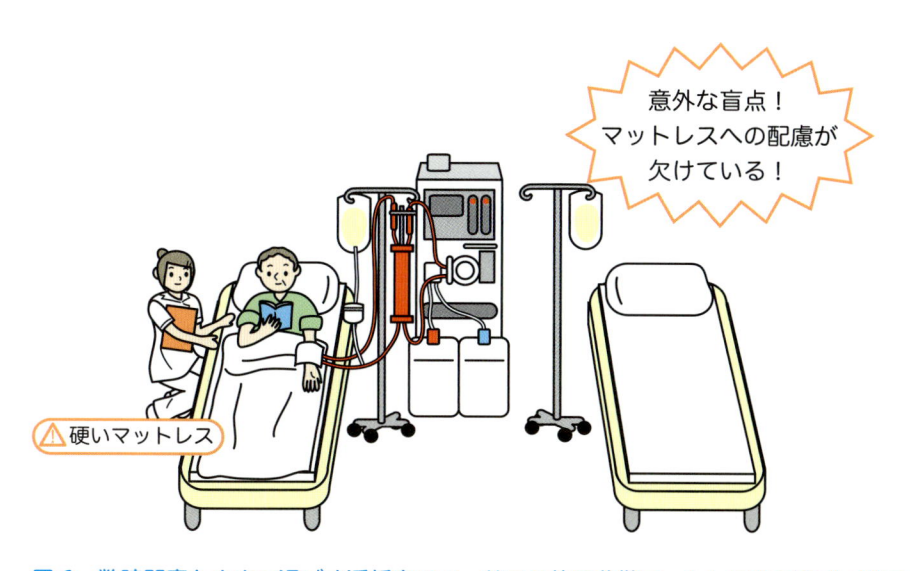

図6 数時間寝たままで過ごす透析室のベッドこそ体圧分散マットレスを用意すべきでは

03 リハビリテーションで悪化する場合もある!! 第2章 107ページ

要点 point

I リハビリテーションで悪化する褥瘡は少なくない。
II 関節拘縮の予防に有効なのはリハビリテーションだけではない。

解説 commentary

I 車椅子の患者が退院間近となり、在宅療養に備えてリハビリテーションを始めたら褥瘡が悪化したという。調べてみると、ベッドから車椅子に移乗するときにお尻を引きずること、車椅子のクッションが適切でないこと、リハビリテーションの際、仰臥位のまま下肢の運動トレーニングを行うため仙骨部・尾骨部に圧とずれがかかることを発見した。本人と理学療法士、看護師と話し合いを行い、圧とずれを排除する方法に変更してやっと退院にこぎつけた。

II 関節拘縮の予防、治療はリハビリテーションだけに頼ってはならない。関節拘縮はケアのやり方、ポジショニングにも大きく影響される（図7）。

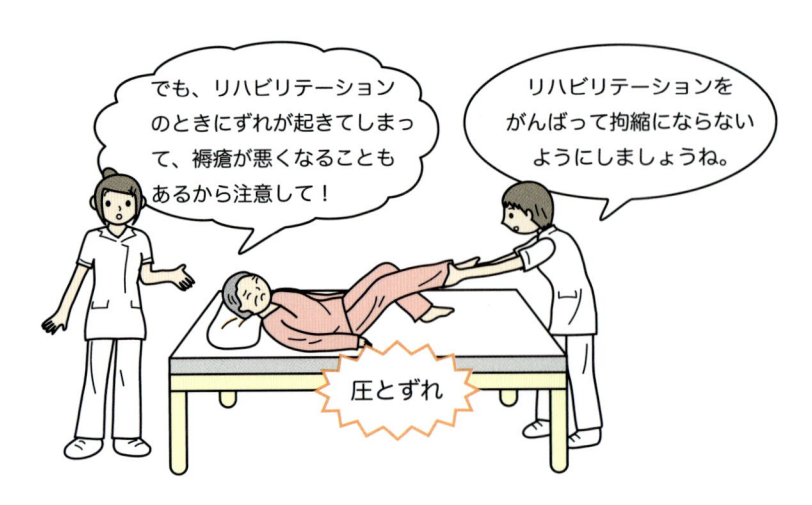

図7 QOLを向上させるはずのリハビリで褥瘡が発生し，悪化している

04 病棟ごとに異なる褥瘡ケアになっている!!

第2章 100ページ

要点 point
Ⅰ 病棟ごとに、褥瘡の治療・ケアの方法が異なっていることがある。
Ⅱ 褥瘡ケアの方法に反省が少ない。

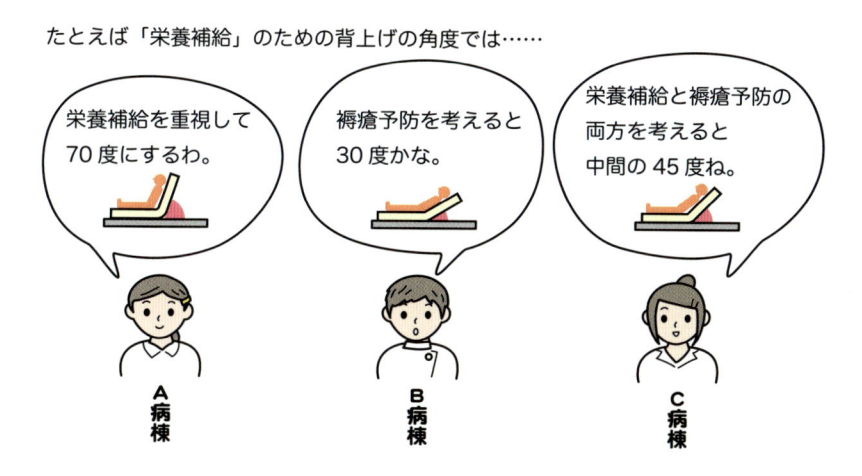

解説 commentary
Ⅰ 病院や施設で、病棟ごとに異なった看護レベルになっていることがある。ときには褥瘡ケアだけでなく治療方法さえ異なっている場合がある（図8）。適切でない治療は主治医の判断（多くは勉強不足）によるところが多いが、看護部の主体的活動によって、ケアの方法はもちろん、治療方法の修正が可能になるケースもあるので、看護師の積極的なかかわりを期待したい。

Ⅱ 看護部、褥瘡対策委員会、院長などの病院管理者、主治医など、それぞれの力関係が褥瘡ケアのあり方に影響を与えている。個々の病院の事情は外部から推し量れないが、褥瘡の治療・ケアがうまくいかないケースに遭遇したときに、なぜうまくいかないかを考え、反省し、治療・ケアの方法を修正する習慣を身につけることによって、多くの場合、問題の解決を図ることができる。

たとえば「栄養補給」のための背上げの角度では……

A病棟：栄養補給を重視して70度にするわ。
B病棟：褥瘡予防を考えると30度かな。
C病棟：栄養補給と褥瘡予防の両方を考えると中間の45度ね。

図8 褥瘡ケアの方針や具体的方法が病棟間であまりに違い過ぎる

05 褥瘡対策委員会が実効性をもって機能していない!!

第2章 98ページ

要点 point
Ⅰ 褥瘡対策委員会があることはあるが、形骸化している。
Ⅱ 実績と成果を上げ、褥瘡ケアをよりよくする具体的な力となっていない。

解説 commentary

Ⅰ 褥瘡対策委員会はただあればいいというものではない。委員会として実のある活動を行い、得られた知見をケアに活かすことが必要である。そのためには強力なリーダーシップをとる看護師の存在が必要である（図9）。

褥瘡対策委員会の成果を示すもっとも簡便な手段は「褥瘡患者の発生率」である。このとき、単に数だけを出すのではなく、たとえばOHスケールを用い、レベルごとのデータを分析すると、年次ごとの正確な比較ができ、病棟ごとや他病院との比較もできる。

Ⅱ 症例検討会の実施は必須である。病的骨突出、体位維持能力低下、関節拘縮、浮腫ごとに患者の状態の変化を比較すると治療やケアの効果がみえやすい。本書で紹介する創面の変化の記録や、DESIGN-Rを活用するとよい。OHスケールでは病院としての適切なマットレスの数と質を推定できる。これらのデータをもって、病院の褥瘡ケアとコストパフォーマンスの向上に必要なことを具体的に提案すべきである。

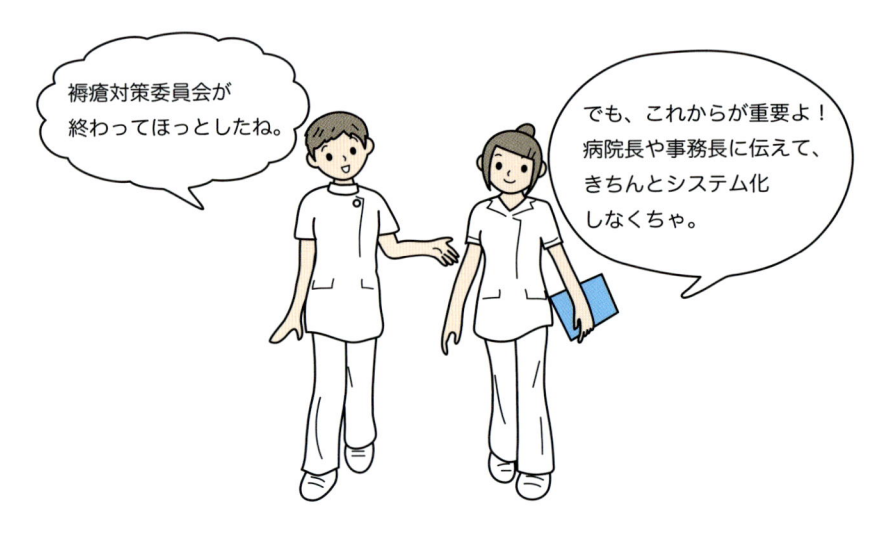

図9 褥瘡対策委員会が名ばかりのものになっていないだろうか

第 1 章 やっていませんか、こんなケア

3. 創からみる褥瘡ケア 創を見ずして褥瘡ケアを語ることなかれ

　創面は情報の宝庫である。創面は治療・ケアのあり方を正確に反映している。創面は治療・ケアの記録であり、その変化をみれば、それまで行われた治療・ケアとその問題点、これからなすべきことがわかる。

　逆にいえば、「創を見ずして褥瘡ケアを語ることはできない」。つまり、褥瘡の創面に現れた情報を正しく解析することが、良いケア、そして結果的に早期治癒へつながっていく。ここで、そのエッセンスを紹介することとする。

　次ページより、褥瘡の創面に現れる典型的な症状（状態）を解説するが、その前に、創の呼称などの基礎知識、また、本書で提示する創面写真とともに示した模式図（シェーマ）の意味とそこで使用する略字の意味をまとめたので、確認していただきたい。

1. 創の各部および皮膚断面の呼称

　図 10 に示したとおりである。褥瘡の深さが異なっても、呼び方は同じである。

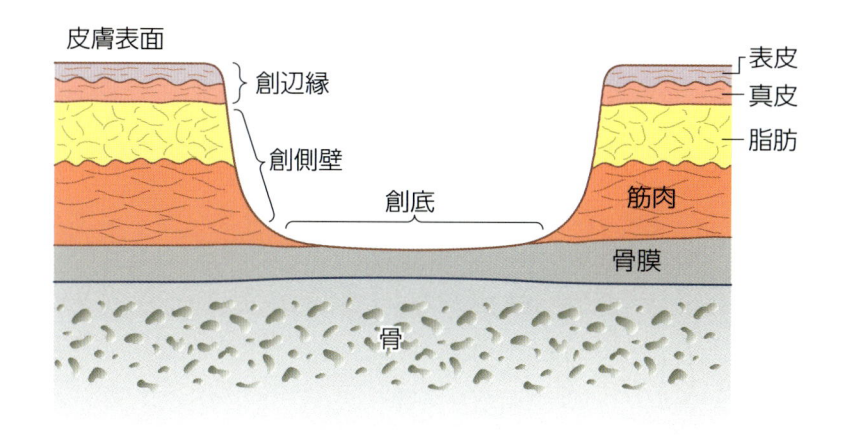

図 10　創の各部および皮膚断面の呼称

2．写真とセットに示した模式図（シェーマ）の解説

　本書のコンセプトである「創面を見て、ケアの方法を考える」ためには、その前提として「創面を正しく見る力」が求められる。褥瘡の本はこれまでに多く出版されているが、そこで示される創面の写真には簡単な説明がついているだけで、創面の状態やそこから読み取るべき情報が整理されていないように感じる。これでは、「創面を正しく見る力」を養うことができない。そこで本書では、創面の写真と模式図（シェーマ）をセットにし、発生部位、創正面像と断面像をわかりやすく示すこととした。

　写真の上に示した模式図（シェーマ）は、褥瘡を、A：正面（上）から見た図、B：断面図の切線を示す（断面図Cが、正面図Aをどの線で切ったものかを示す）、C：断面図と深さを示す図の3種類である。

　断面図Cでは、表皮・真皮、脂肪、筋肉、骨の4層を模式化し（前ページ参照）、写真で示した褥瘡の形状や特徴を記した。左端にある黒丸の付いた線（①）は、褥瘡の深さを示している。

　正面図Aと断面図Cで使用した記号の意味は、下に示したとおりである。

　また、写真の中に白抜きで示した人型に、褥瘡の発症部位を示した（D）。人型の足の横にBとある場合は、背面図（back）であることを示す。

模式図（シェーマ）中の略字の意味

B＝bone＝骨
Ble＝bleeding＝出血
Bli＝blister＝水疱
D＝dermis＝真皮
Ep＝epidermis＝表皮
Er＝erosion＝ビラン
G＝granulation＝肉芽組織
Ⓖ＝flap, globe and mass granulation＝肉芽塊
H＝horizontal kissing ulcer（水平型キッシング潰瘍）＝遅延型段差

I＝incision＝切開
N＝necrotic tissue＝壊死組織
Ⓝ＝slough or pus＝溶解した壊死組織または膿
R＝redness＝発赤
S＝step＝段差
Tn＝tendon necrosis＝壊死した腱
Ul＝ulcer＝潰瘍
Un＝undermining＝ポケット
V＝vertical kissing ulcer（垂直型キッシング潰瘍）＝裂隙

第1章 やっていませんか、こんなケア

○凡例に準じた解説

Aは創の正面図
・Ⓖ＝肉芽塊、G＝肉芽組織、S＝段差。

Bは右断面図の切線
・この場合、上下が、右の断面図の切面である。

Cは創の深さと断面図
①褥瘡の深さは筋肉（骨の上）に達している。
・断面図は、S＝段差が深くなっており、Ⓖ＝肉芽塊が突出している。G＝通常の肉芽組織があり、Un＝創底にポケットがある。

Dの人型は褥瘡の発生部位を示す
・この場合、大転子部。

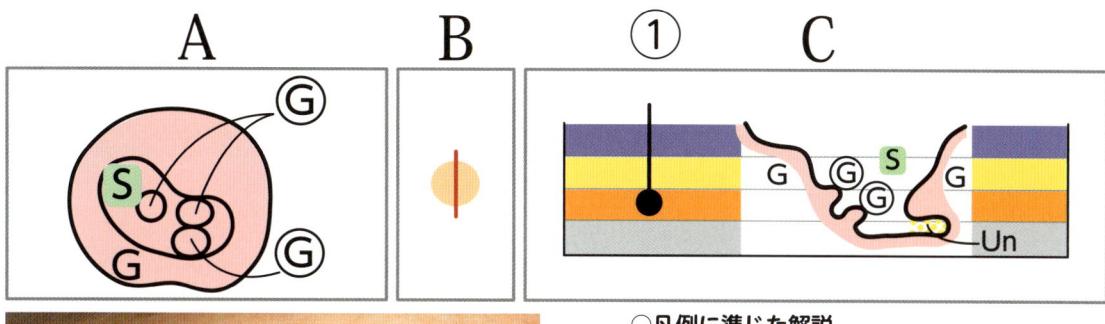

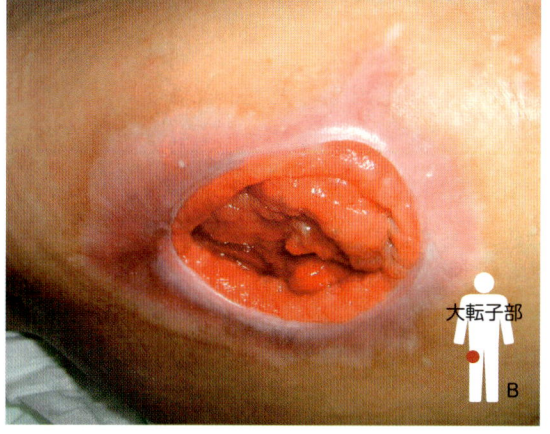

図Y 遅延型ポケットを形成した大転子部の褥瘡

○凡例に準じた解説

Aは創の正面図
・R＝発赤、Er＝表皮が剥離したエロージョンがある。

Bは右断面図の切線
・この場合、左右が切面である。

Cは創の深さと断面図
①褥瘡の深さは表皮下、真皮上層に達している。
・断面図は、R＝皮膚の表面の発赤があり、Er＝表皮が欠損し、真皮上層の肉芽がある。

Dの人型は褥瘡の発生部位を示す
・この場合、臀部。

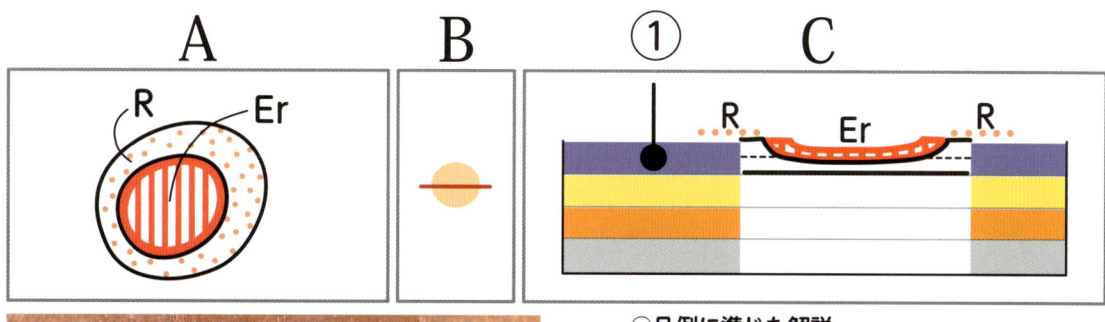

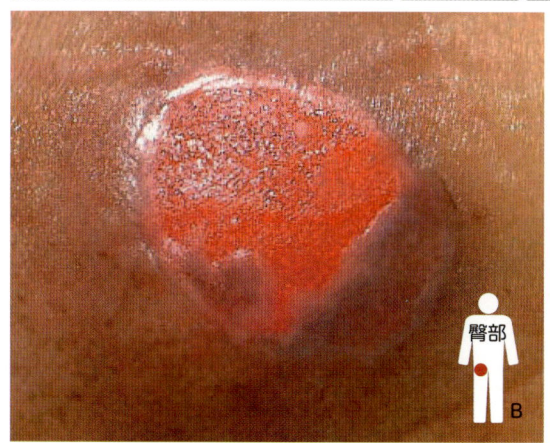

図Z 真菌症によるビラン

01 水疱の出現

第2章 54ページ

着眼点　viewpoint

Ⅰ 水疱ができた理由。
Ⅱ 褥瘡の水疱と熱傷の水疱との違い。

解説　commentary

Ⅰ 褥瘡によってできる水疱は、圧よりもずれ力のほうが相対的に大きいときに、比較的密着度が弱い表層と真皮の間に離断が起き、発生する。背上げ、背下げ、上方移動や体位変換の際に、踵に圧とずれがかかってできるものがその典型例である（図11）。予防法としては、下肢全体を軟らかいウレタンフォームで広く支え、踵を浮かすようにする（第2章図22）。

Ⅱ 物理的な力によってできた水疱なので、熱傷の場合と違って水疱膜が生きていることが多い。

〔緊急処置〕できたばかりの初期の水疱膜に小切開を入れて、水疱液を抜き取り圧迫しておくと生着する。ただし、2～3日経過してしまうと水疱液はゼリー状となり、抜き取るのが難しくなる。また水疱膜も死んでしまう（図12）。

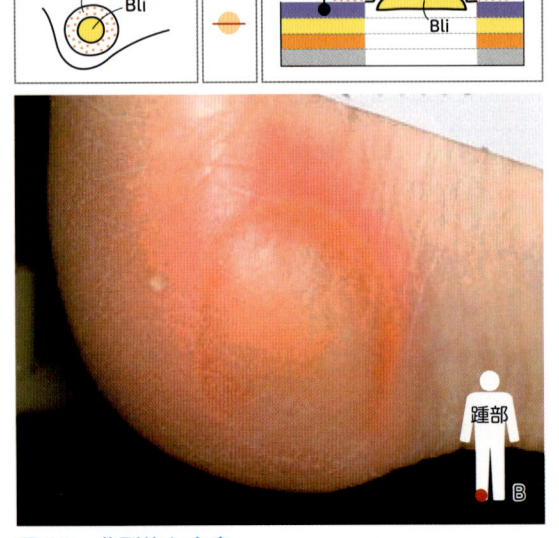

図11　典型的な水疱

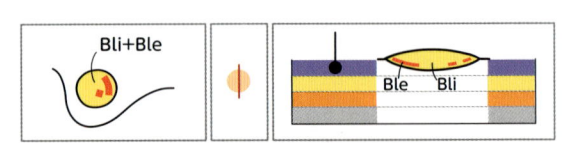

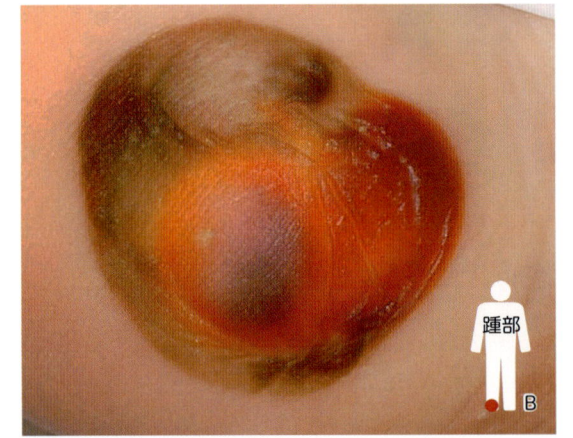

図12　出血した水疱

第1章 やっていませんか、こんなケア

02 表皮剥離とビランの出現

第2章 46ページ

着眼点 viewpoint
Ⅰ 表皮剥離とビランが生じた理由。
Ⅱ 皮膚真菌症と褥瘡治療の優先順位。

解説 commentary
Ⅰ ビランは角層または表皮内あるいは表皮の剥離または損傷である。表皮剥離とビランは基本的に皮膚に炎症があって、表皮が剥離しやすくなっているところにずれ力がかかることによって起きる（図13）。皮膚の炎症としては尿・便の刺激、あるいは真菌などによる皮膚炎によることが多い。

Ⅱ 真菌症の炎症による褥瘡の表皮剥離あるいはビランは、褥瘡の治療より、真菌による炎症の治療を優先して行うべきである（図14）。まず、真菌症に対する薬剤を塗布し、湿潤に保つのではなく乾燥させる。尿・便によるprimary irritation（初期炎症）の場合には失禁に対するケアと撥水性の皮膚保護剤（リモイスコート®[アルケア]、セキューラ®PO[スミス・アンド・ネフュー]）を優先的に使用する。

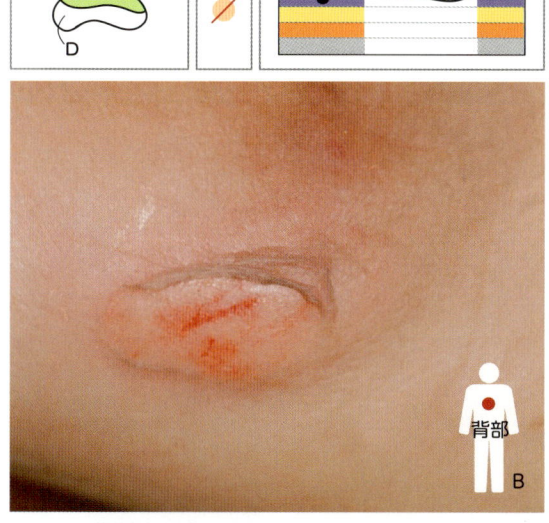

図13 典型的な表皮剥離

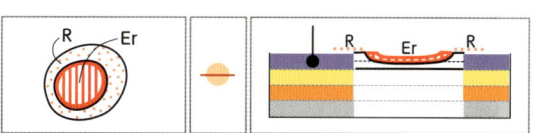

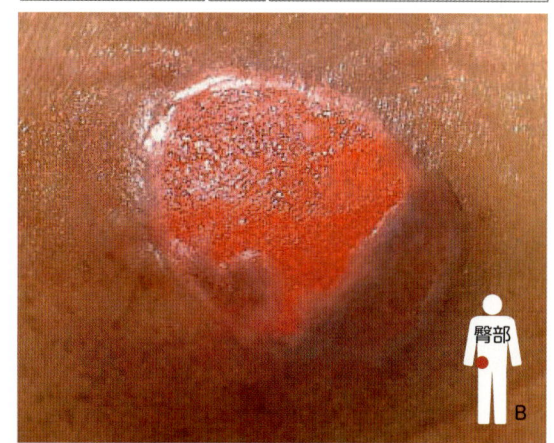

図14 真菌症によるビラン

03 壊死組織の乾燥

第2章 86ページ

着眼点 viewpoint
Ⅰ 褥瘡初期、炎症期にガーゼ保護が行われている（乾燥させている）。
Ⅱ ユーパスタ®やカデックス®軟膏の使用（間違った使用法である）。

解説 commentary
Ⅰ 褥瘡初期の炎症期に壊死組織が乾燥してしまうと創傷治癒は遅れる。ガーゼだけで覆っていると、知らず知らずに創を乾燥させている（図15）。

Ⅱ 軟膏は適切に使用しなければならない。ユーパスタ®やカデックス®軟膏を初期炎症期に使用すると、創を乾燥させる（図16）。これらの外用剤は滲出液を吸収して化学的に創を乾燥させるからである。いったん壊死組織を乾燥させると壊死組織はなかなか融解排出されず、治癒が長引く。

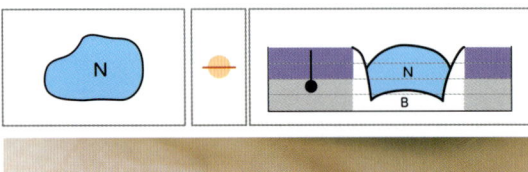

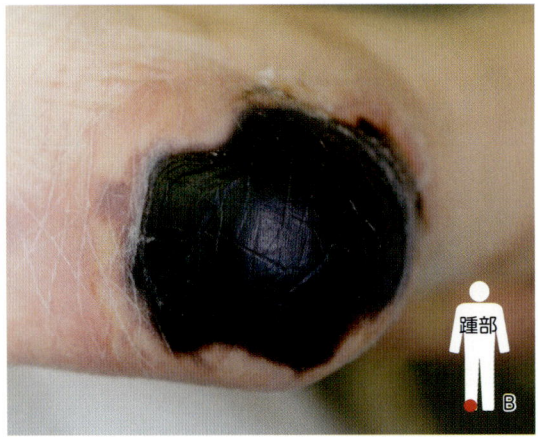

図15 乾燥した壊死組織

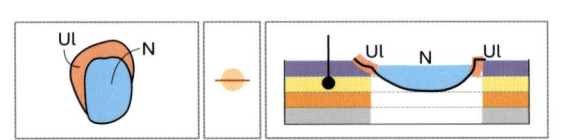

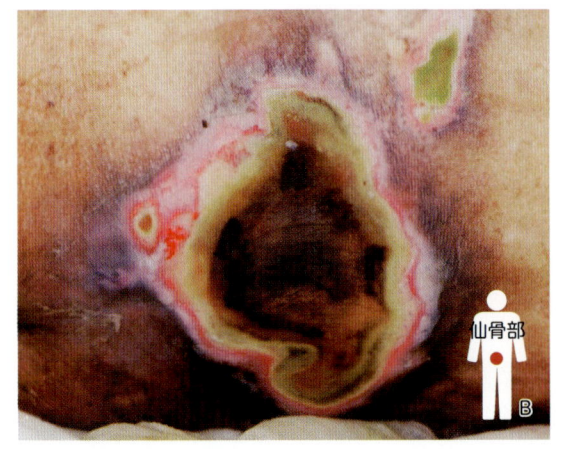

図16 乾燥した壊死組織

第1章 やっていませんか、こんなケア

04 創面の段差

第2章 64ページ

着眼点　viewpoint

Ⅰ 褥瘡創内の段差。
Ⅱ 初期型段差と遅延型段差。

解説　commentary

Ⅰ 褥瘡の初期の段差は壊死組織が融解したための段差で、この経過を止めることはできない（図17）。一方、褥瘡の治癒経過の中期〜後期に、創面内に出現する段差は不適切な体位変換など外力によるものである。体位変換時に辺縁組織が創面へ移動しないよう注意する。

Ⅱ 圧とずれの影響が創面におよび段差ができるのが遅延型段差である（図18）。これは主として体位変換や背上げでつくられる。したがって、壊死組織の融解後にできる初期型段差と区別しなければならない。

約3週間後
壊死組織の融解排出後に出現

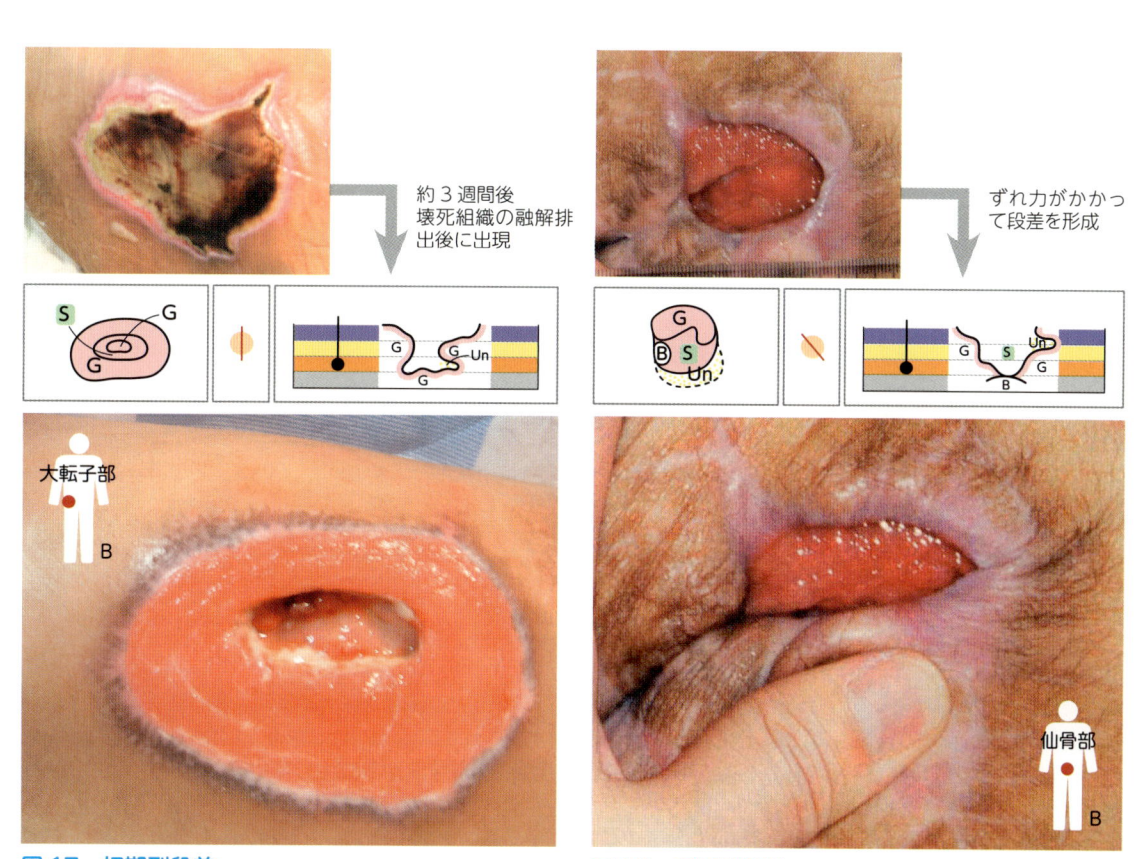

ずれ力がかかって段差を形成

図17　初期型段差

図18　遅延型段差

17

05 創面内の肉芽塊

第2章 68、70ページ

要点 point

Ⅰ 深い褥瘡、特に尾骨部や坐骨部の深い褥瘡の創底によくみられる。
Ⅱ 褥瘡のポケットの中に flap 状の肉芽、丘状の肉芽、球状の肉芽などがある。

解説 commentary

　圧とずれの繰り返しが引き起こす症状として、骨突出部付近の肉芽組織が肉芽塊となることがある（図19）。これは軟部組織が比較的厚い部位にある褥瘡に発生する。
　典型的なのが脊損患者で車椅子生活者に起きる坐骨部の深い褥瘡で、1年以上治癒せず継続している褥瘡によくみられる。深いポケットのある褥瘡の深部に、マリモのような肉芽塊が多数生じており、表面はフィブリン膜で覆われており、易出血性ではない（図20）。

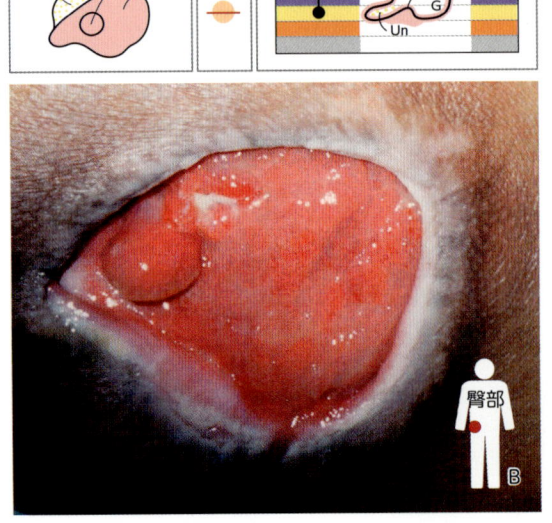

図19　ポリープ様の肉芽

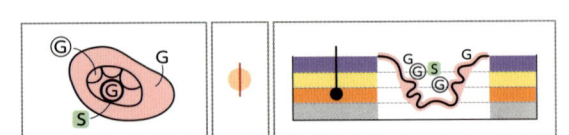

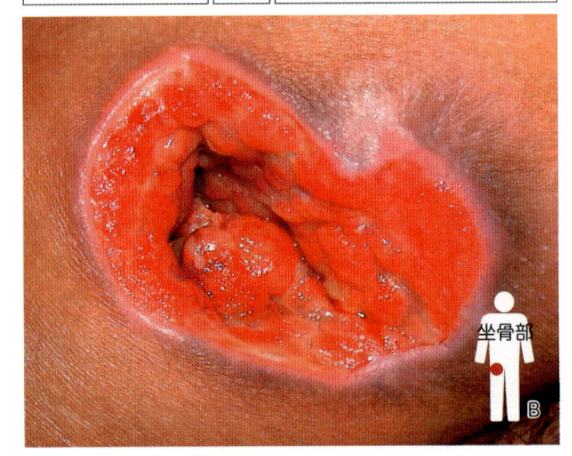

図20　肉芽塊が多数生じている

06 過剰な肉芽

第2章 70ページ

要点 point

Ⅰ 肉芽の増殖が著明で創辺縁より盛り上がった状態で、体位変換により、ときにこれが創外に飛び出し flap 状となることがある。

Ⅱ 深い褥瘡では肉芽塊や肉芽丘をつくる。

解説 commentary

　肉芽形成促進剤を塗布すると肉芽が浮腫状となり、創平面より盛り上がってくるが、ここに体位変換によるずれ力が加わると過剰肉芽の一部が flap となり、創辺縁から飛び出してくる（図21、22）。過剰肉芽は肉芽形成促進剤のような局所薬剤を使わなくても内部に骨壊死組織や壊死組織がある場合、その周辺に生じることもある（いわゆる不良肉芽）。また、気管切開創や PEG の周辺ではチューブの動きの刺激で生じることもある。

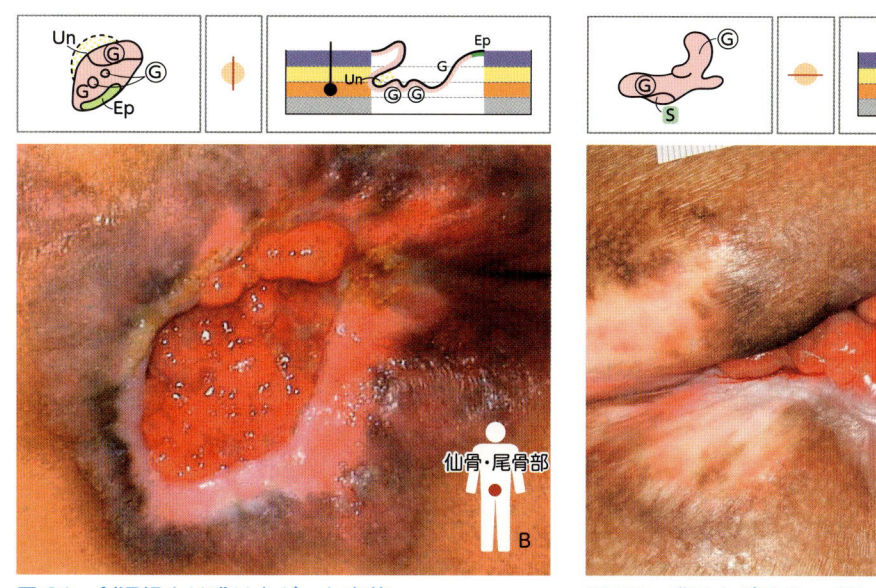

図21　創辺縁より盛り上がった肉芽

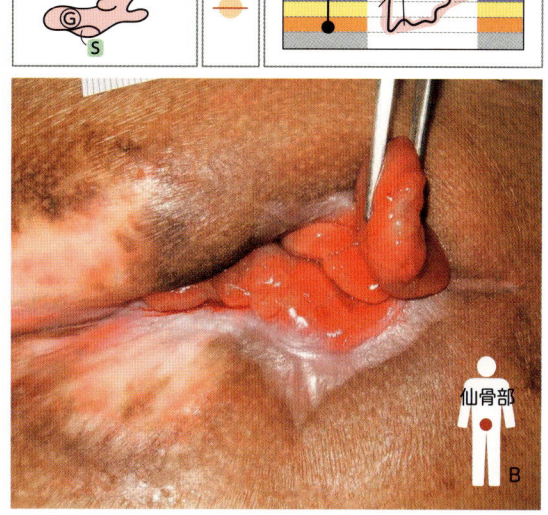

図22　盛り上がり flap 状になった肉芽

07 初期型ポケット

第2章 58ページ

要点 point

I 壊死組織が融解した後にポケットが出現するが、ポケット内にまだ排出されない融解しつつある壊死組織が残っている時期がある。

II 壊死融解期には滲出液が多く、滲出液が膿状であることも稀ではない。

解説 commentary

褥瘡のポケットには2種類ある。そのうち深い褥瘡でその断面が砂時計状に、中央部がくびれた壊死となっている症例がある（図23）。このような症例の経過中、壊死組織が融解し排出された後のスペースが初期型のポケットである。初期型ポケットは褥瘡ができたときにすでにその発生は運命づけられているものなので予防できない。ただし、壊死組織を早く除去する努力と、遅延型ポケットに移行しないよう圧とずれを排除する努力をしなければならない（図24）。

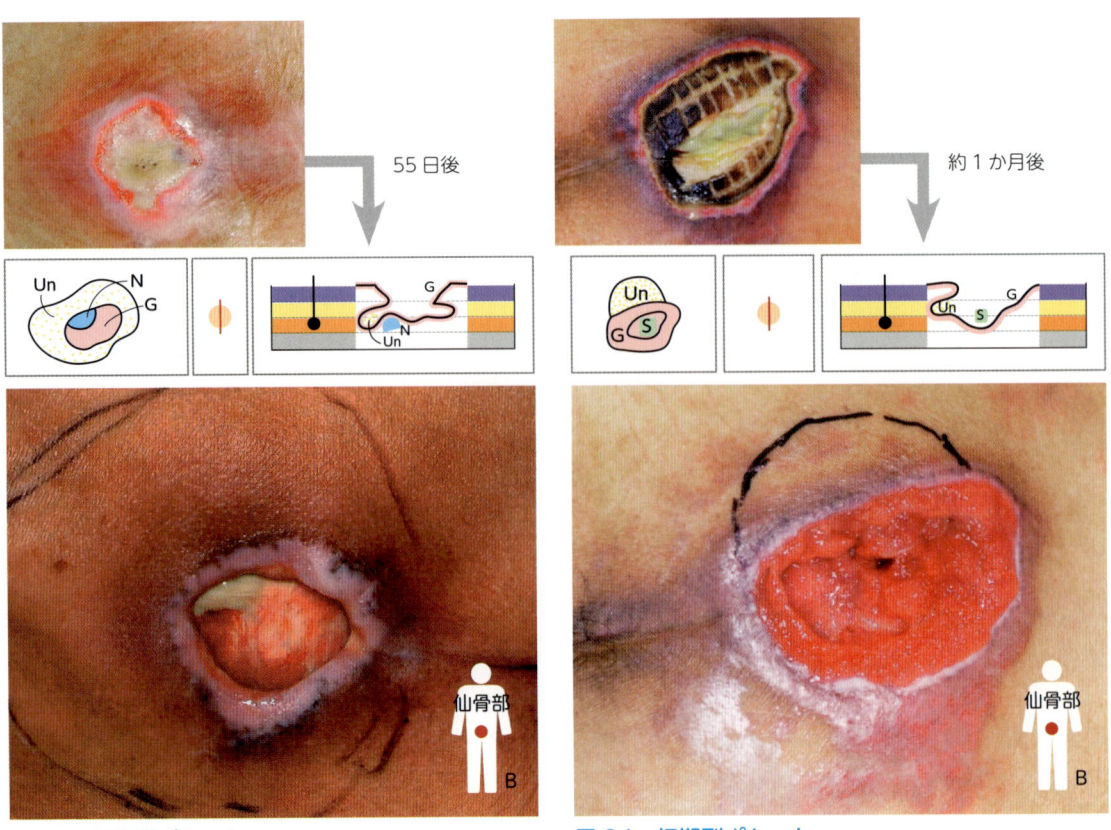

図23 初期型ポケット

図24 初期型ポケット

08 遅延型ポケット（外力介在型ポケット）

第2章 58ページ

要点 point

I 褥瘡治癒経過中（中期から後期）にポケットができて、なかなか治癒しない。壊死組織はあまりない。

II 創面の一部に体位変換や背上げによるずれ力がかかり遅延型ポケットができる。創底は肉芽組織が破壊された状態となっている。

解説 commentary

褥瘡治癒経過中、主として中期から後期に生じるポケットである。褥瘡ケアとして行っている体位変換や背上げしたときの外力（圧とずれ）と骨突出の複合で起きる（図25）。この遅延型ポケットの方向は必ず骨突出の方向に向かっている。ポケットがないほうの創辺縁は創底に密着し、すでに治癒傾向を示していることも特徴である（図26）。ただし、軟部組織が厚い坐骨部では非定型的ポケットとなることが多い。

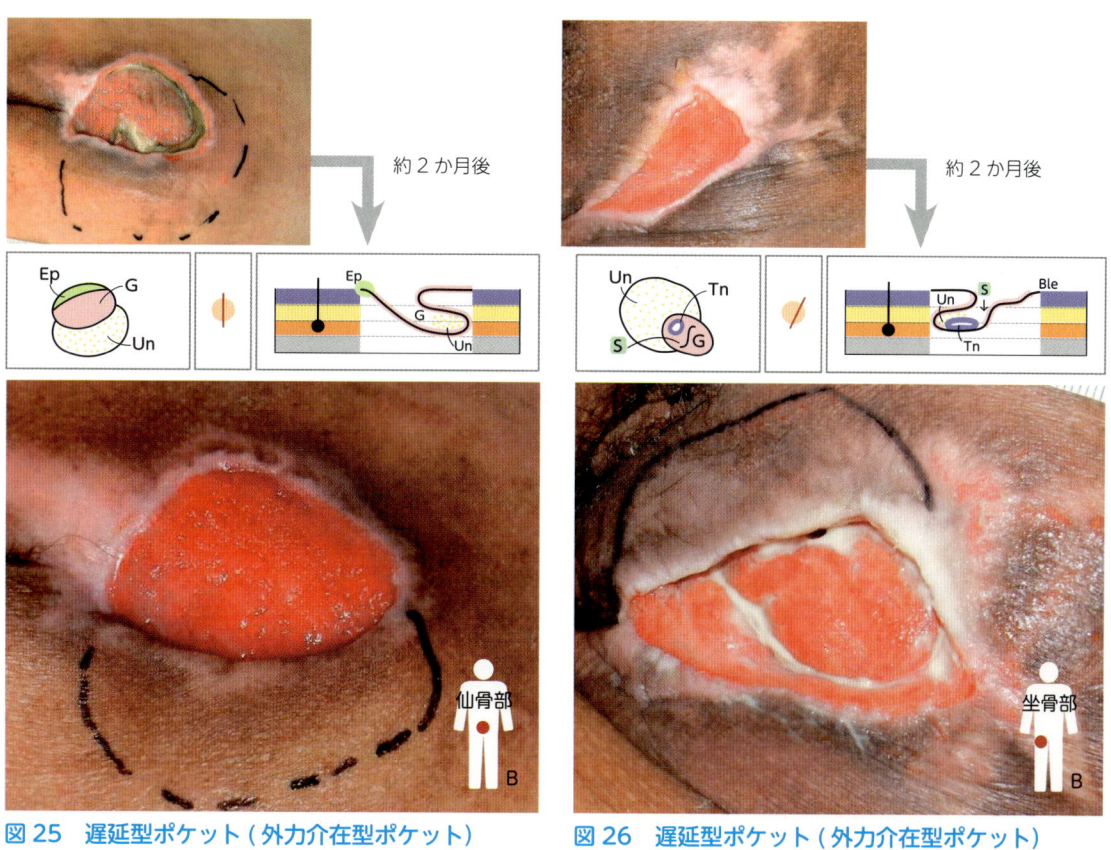

図25 遅延型ポケット（外力介在型ポケット）

図26 遅延型ポケット（外力介在型ポケット）

09 創面内の出血（血腫）

第2章 56ページ

要点 point

I 創面の肉芽面に出血が起きるのは、肉芽組織が外力により破壊されたときで、圧やずれがかかったところのみに起こり、血腫となる。

II 血流改善薬による内因性出血であれば出血は続く。

解説 commentary

出血の原因が外力とすれば、体位変換か移動の際に圧やずれが加わり、肉芽の表面が破壊されたためである（図27）。体重が創全体にかかったための出血の場合、創の中のみでなく、周辺の皮膚にも圧かずれの痕跡があるはずである。創面の内部のみの出血であれば、不適切なケア以外に創面に当てたガーゼまたはドレッシング材のずれによるものが考えられる（図28）。

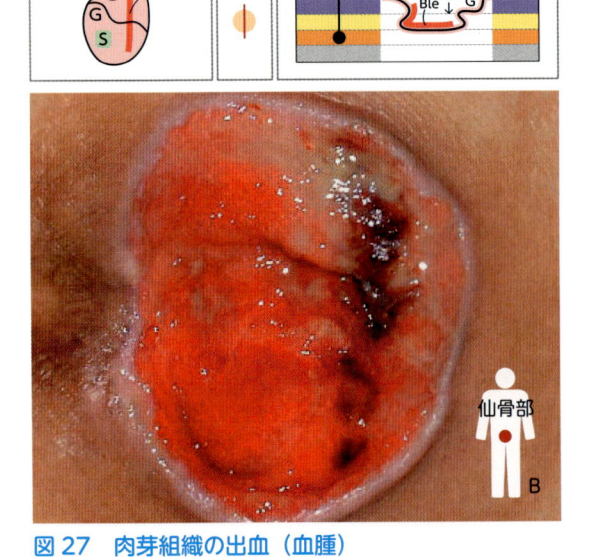

図27　肉芽組織の出血（血腫）

図28　肉芽組織の出血（血腫）

第1章 やっていませんか、こんなケア

10 創面の真ん中に突然出現した壊死組織（サンドウィッチ型壊死）

第2章 89ページ

要点 point

I 壊死組織が融けて完全に排出され、肉芽のみの創面となった後にしばらくしてその肉芽創面の真ん中に突然壊死組織が出現するもので、褥瘡特有の症状でサンドウィッチ型壊死である。

II 体重が創全体にかかったときは、創の中のみでなく、周辺の皮膚にも壊死や出血症状がある。

解説 commentary

　壊死組織の辺縁が肉芽となっており、真ん中に壊死組織が残っている状態はステージIII、IVによくみられる。いったん形成された肉芽組織の真ん中にのみ、突然壊死組織が出現してきて、しかも潰瘍の周辺の皮膚に圧やずれの痕跡がない。これは、サンドウィッチ型壊死組織の発生が考えられる（図29）。サンドウィッチ型壊死とは、壊死組織が上層と下層に完全に分離しており、上層の褥瘡の状態から最初は浅い褥瘡と診断されていたものが、時間経過とともに健常な組織であった中間層も血流不全に陥り、上層にある肉芽創面の真ん中が壊死に陥ったものである。創面の真ん中に起きた突然の壊死は上下の壊死組織層がドッキングする前兆である。

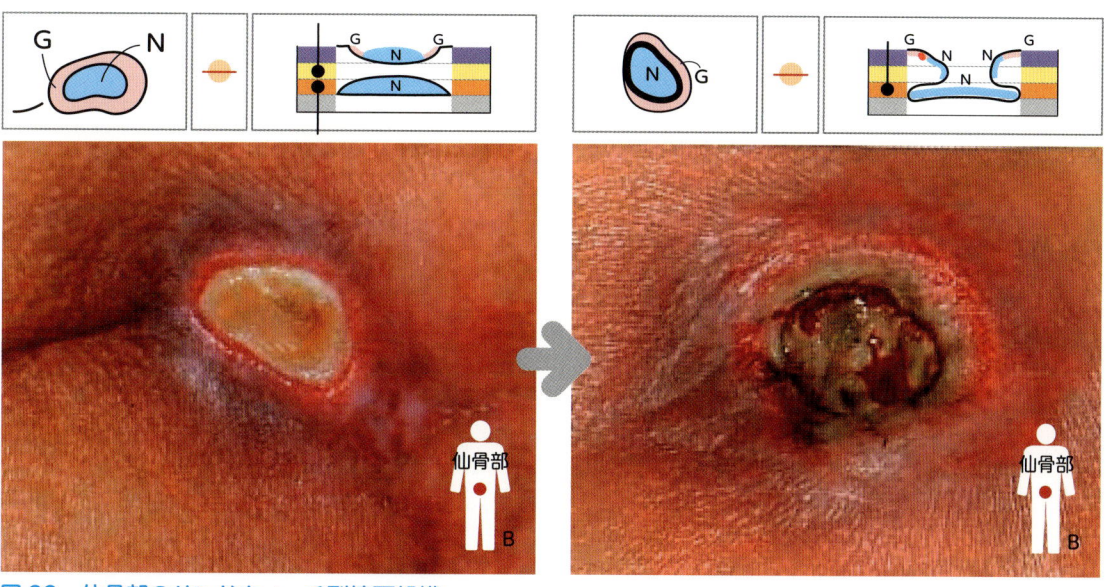

図29　仙骨部のサンドウィッチ型壊死組織

11 尾骨・仙骨部の深い褥瘡

第2章 48、68ページ

要点 point

I 仙骨部から尾骨部にかけて深い褥瘡があり、ときには段差となってなかなか浅くならない（治癒しない）。
II 尾骨部の深い褥瘡は肉芽塊をつくる。

解説 commentary

　尾骨・仙骨部の深い褥瘡は、不適切な褥瘡ケアが原因である。この部の褥瘡の特徴は、尾骨のほうに行くにしたがって深くなることと、遅延型（外力介在型）のポケットや段差、または肉芽塊を形成することである（図30）。

　尾骨・仙骨部の褥瘡の原因は、主として背上げの方法が悪いか、あるいは車椅子乗車・降車時の圧とずれの発生か、姿勢が悪いためであることが多いので点検すべきである。特によく遭遇するのは、食事の際に45〜60度、場合によっては90度の背上げを長時間行ったり、また、車椅子上で姿勢がくずれて足のほうに身体がずれる場合で、このようなときには尾骨に圧とずれがかかり、深い褥瘡をつくる（図31）。

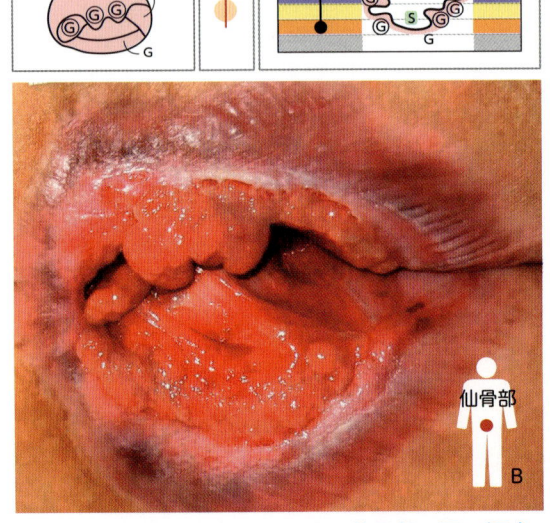

図30　肉芽塊や肉芽 flap のある仙骨部の深い褥瘡

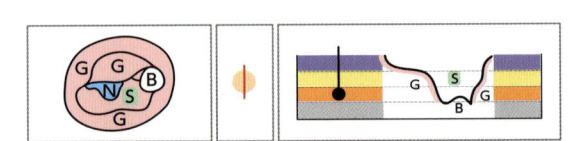

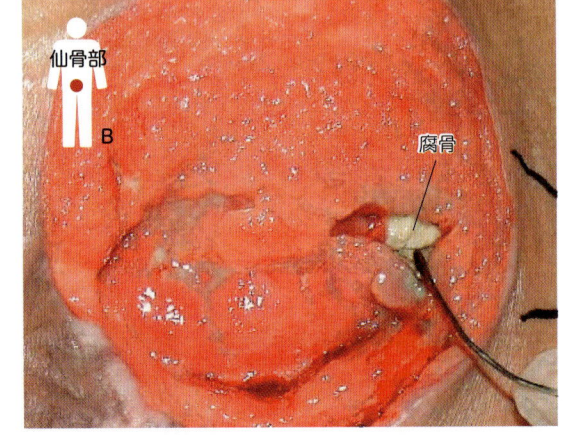

図31　肉芽塊や肉芽 flap のある仙骨部の深い褥瘡（腐骨もみられる）

第 1 章 やっていませんか、こんなケア

12 大転子部の褥瘡

第 2 章 50ページ

要点 point

I 大転子部の褥瘡はしばしば遅延型ポケットを作り、なかなか治らず、ときに肉芽塊がなかなか盛り上がってこない。

II 大転子部の難治性褥瘡の創底は、ずれのために肉芽組織が破壊され、遅延型段差を伴うことが多い。

解説 commentary

遅延型ポケットの創面は2つの部位からなる。一つは、ポケットと反対側の創面で通常の良い肉芽組織があり、かつ創辺縁は創底に密着して高低差がなく、表皮形成も進んでいる。これに対してもう一つの部位はポケット側の創面で肉芽組織が破壊され段差となっている（図32）。これは体位変換の際に下肢の移動によって大腿筋膜上と軟部組織でずれが起きたためである。ときには筋膜が部分的に露出していることがある（図33）。体位変換の際、下肢の動きに気をつける必要があり、適正な褥瘡ケアを行わないと治癒しない。

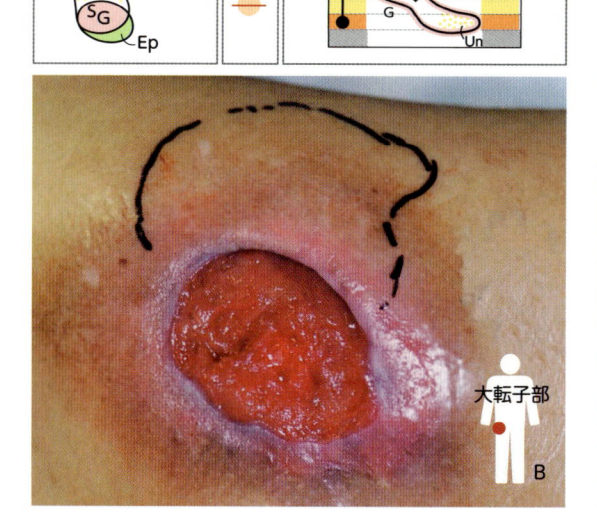

図32 遅延型ポケットを形成した大転子部の褥瘡

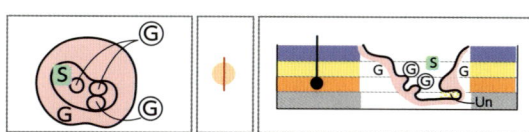

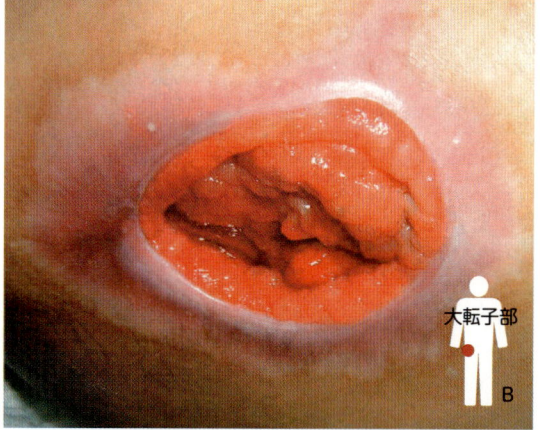

図33 遅延型ポケットを形成した大転子部の褥瘡

13 発熱を伴う厚い壊死組織

第2章 94ページ

要点 point

Ⅰ 厚い壊死組織が創にフタをしたような症例や、完全に融解していない壊死組織の処置は問題が多い。

Ⅱ 壊死組織はできるだけ除去する。

解説 commentary

褥瘡発症より2〜4週間後に発生する。厚い壊死組織の下に波動を触れ、辺縁組織に感染を示す炎症の4徴候（発赤、腫脹、熱感、疼痛）があるときに全身発熱も現れる。

厚い壊死組織が創にフタをしたような症例は褥瘡のケアの中で最も危険な状態である。どのような状況にあっても、緊急な切開、ドレナージが必要である（図34）。融解している壊死組織はメスやはさみでできるだけ除去する（図35）。

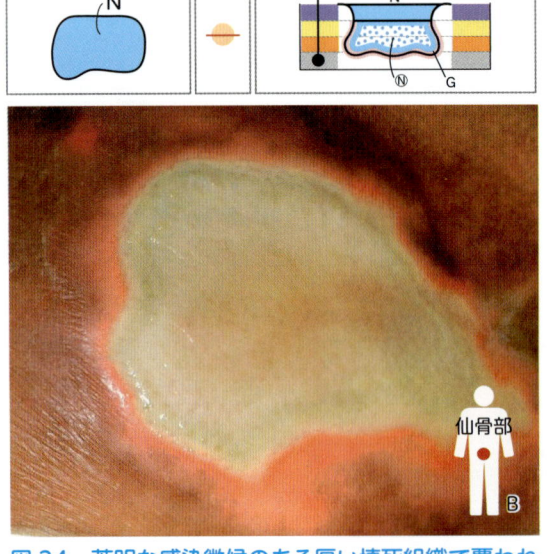

図34 著明な感染徴候のある厚い壊死組織で覆われた褥瘡

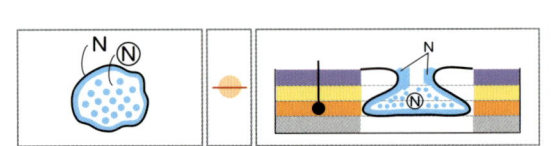

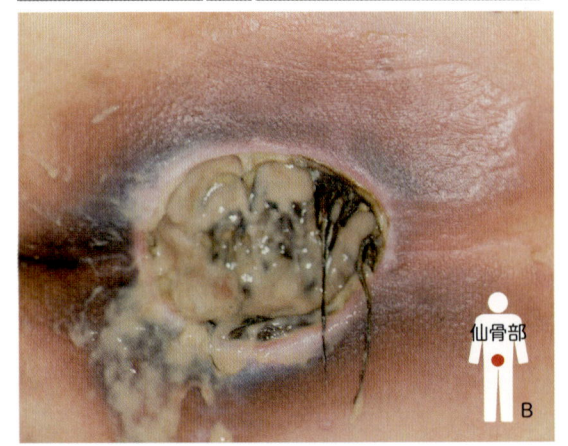

図35 膿様となった融解壊死組織

第 1 章　やっていませんか、こんなケア

14　臀裂の裂隙

第 2 章　68ページ

要点　point
Ⅰ　臀裂の正中線に沿ってできる褥瘡である。この褥瘡は、細く深い裂け目となっており、なかなか治癒しない。
Ⅱ　垂直方向のずれが引き起こす褥瘡。

解説　commentary
　軟部組織が厚い患者に体位変換をすることにより生じると考えられる（図36）。これという決定的な治療法はないが、組織の表面に対して垂直方向の動きを少なくするための試みを種々行うことが必要である（図37）。
　体位変換が問題であり、創周辺の組織を動かさないようマルチグローブを使用して創周辺にずれ力をかけないような体位変換を行うとよい。

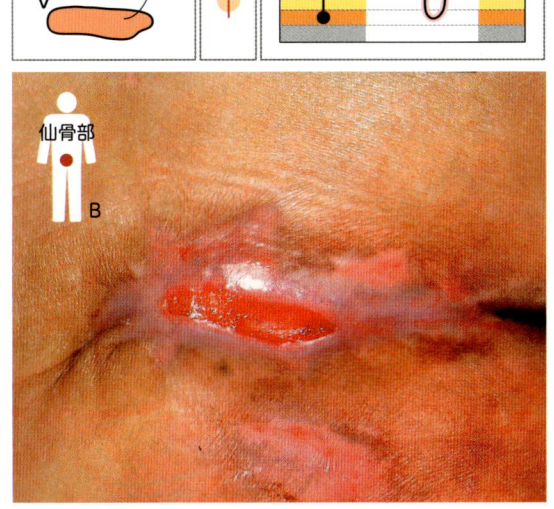

図36　正中線に沿ってできた褥瘡（裂隙）

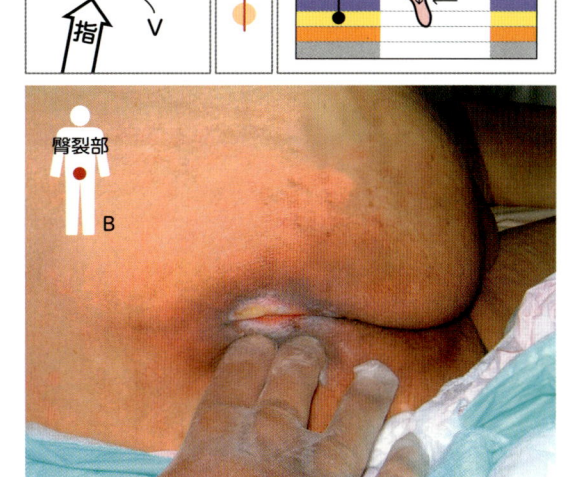

図37　創辺縁を移動させてみると裂隙はピタリと閉じる

15 痛々しい!! 背中の3本の黒色壊死組織

第2章 86ページ

問題提起

Ⅰ 背中に大きな3本の壊死組織を持つ女性患者が訪れた。なぜこのような状態になったのか。

Ⅱ 中途半端な知識が引き起こした褥瘡。

解説 commentary

このケースは北大病院の救急に入院した患者である。娘さんが一生懸命、自宅で介護していたことがはっきりとわかるが、見るからに痛々しい病状となっている。

娘さんは夜間も2時間ごとの体位変換をしたという。背中を見ると確かに体位変換をやっていたことを示す、3本の長い黒色壊死組織がある（図38）。また、完全側臥位にもしたようで腸骨稜にも壊死が存在する。患者がやせており骨ばっていたのも、この褥瘡をつくってしまった要因の一つである。

娘さんは体位変換についての知識はあったが、残念なことに体位変換とともに使用すべき体圧分散マットレスの重要性を知らなかった。彼女の献身的な努力が実を結ばなかったのは、今考えても悔やまれるし、どんなに愛情や熱意があっても、正しい知識と技術が褥瘡ケアに必要なことを示す例でもある。

（症例提供：北海道大学病院　林みゆき氏〔WOC〕）

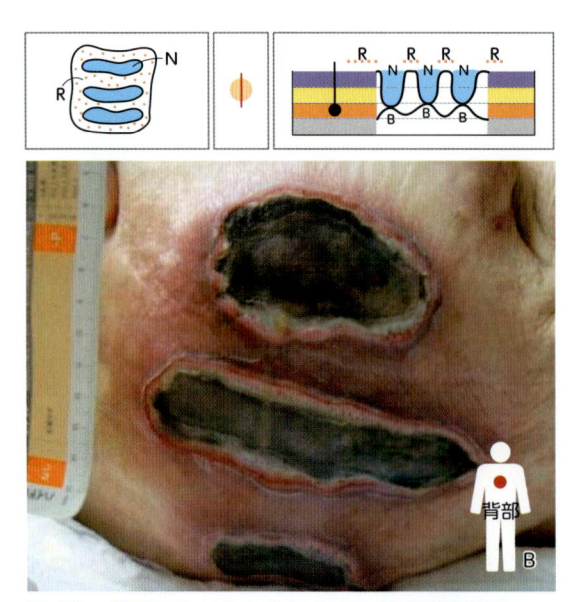

図38　背部に生じた大きな3本の黒色壊死組織

第 1 章 やっていませんか、こんなケア

4. 間違った軟膏療法

　肉芽組織を促進する作用のない軟膏を使い、辺縁の表皮の伸びを抑制している。あるいは、過剰肉芽組織ができているのに肉芽形成促進作用のある軟膏を続けて使用している。こういうケースをよく見かける。

　軟膏は効果が徐々にしか現れないが、正しく使えば、かなりの効果を見込めるものである。よって褥瘡治療を行うスタッフは、創面を見て、適時使い分けなければならない。

01 ユーパスタ®　　　　　　　　　　　　　　　　　　第 2 章 50ページ

間違った使い方（図39）

Ⅰ 褥瘡初期の炎症期や壊死期に塗布する。
Ⅱ 肉芽形成期になっても何か月も続けて使用する。
Ⅲ 表皮形成期に使用する。

正しい使い方

　ユーパスタ®は滲出液を吸収し、抗菌作用（ヨードの殺菌効果は 10 分間も持続しない）と肉芽調節作用がある。しかし、肉芽形成促進作用はほとんどない。

　にもかかわらず、創面から滲出液が少なくなれば褥瘡治療は成功していると単純に考える医師が漫然と使い続け、いたずらに創の治癒を妨げているケースが少なくない。

Ⅰ 褥瘡初期の炎症期に使用すると化学的に創を乾燥させ、壊死組織をカチンカチンにしてしまい、創傷治癒を妨げる。
Ⅱ 肉芽形成作用はないが、肉芽調節作用があるので、ある一定期間使用する。
Ⅲ 化学的に創面をドライとするので、せっかく伸びてきた表皮を破壊する。

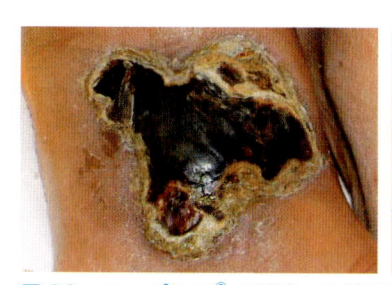

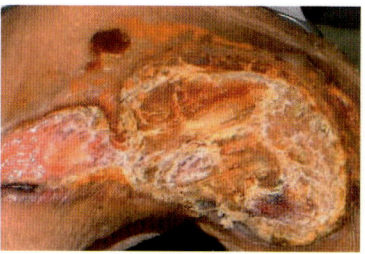

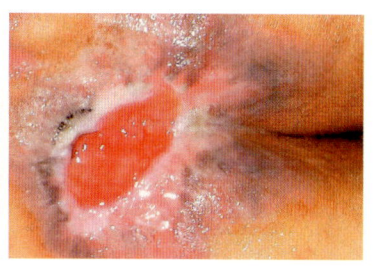

図 39　ユーパスタ® の間違った使用例
左：炎症期に使用，中：壊死融解期に使用，右：表皮形成期に使用

02 ゲーベン®クリーム

第2章 50ページ

間違った使い方（図40）

Ⅰ 肉芽形成期に使用する。
Ⅱ 壊死組織融解促進作用はないのに、よく使われている。
Ⅲ 表皮形成期に使用する。

正しい使い方

Ⅰ ゲーベン®クリームはサルファ剤と銀が主剤として入っており、抗菌作用はあるが、肉芽形成作用はないので、肉芽形成期に用いるのは適切でない。壊死組織融解期や臭いのある滲出液がある創（critical colonization）に使用する。基剤としてのクリームの影響により、壊死組織の融解や浮腫性肉芽形成作用が若干認められる。

Ⅱ 壊死組織融解期に使った場合、クリーム基剤が滲出液を吸収し、滲出液が多くなり、自己融解を促す結果となるので、間接的に壊死組織の除去を促進させる。ゲーベン®クリームには蛋白質融解作用はないが、創面を湿潤に保持し、融解を妨げないので使用してもよいと考えている。また、外用剤は肉芽形成にも若干影響を及ぼし、浮腫性の肉芽を形成する。

Ⅲ 表皮形成期には主剤が表皮の新生を妨げるので用いないほうがよい。

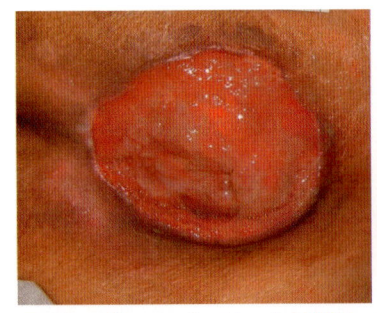

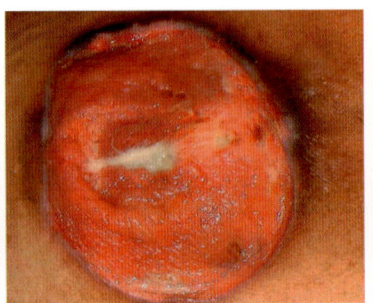

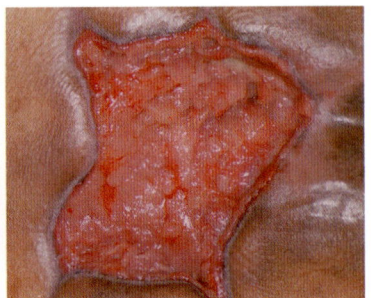

図40 ゲーベン®クリームの間違った使用例
左：肉芽形成期に使用，中：壊死組織融解期に使用，右：表皮形成期に使用

第 1 章　やっていませんか、こんなケア

03　ブロメライン®軟膏

第 2 章　50 ページ

間違った使い方（図 41）

Ⅰ　ブロメライン®軟膏を塗布し、創をガーゼで保護する。
Ⅱ　滲出液の排出に無頓着なまま使う。

正しい使い方

Ⅰ　ブロメライン®軟膏は、基剤がポリエチレングリコール（マクロゴール®）なので、吸湿性に優れているが創面を乾燥させやすい。したがって、この軟膏を塗布後、ガーゼで覆うと創面が乾燥し、蛋白質融解酵素の効果が発揮されない。

Ⅱ　ブロメライン®軟膏で融解してくる滲出液には、壊死組織分解産物の刺激とブロメライン®軟膏そのものの刺激が混じっているので、滲出液を十分吸収できるドレッシング材か、創が小さいときは、穴あき（十分に排出させる穴をあけた）ポリウレタンフィルムを用いる。

　また、融解しつつある比較的大きな創面は滲出液が多いので、吸収性のよいオムツ、あるいはメロリン®、デルモエイド®などを直接用いるが、しかし頻回に取り替える必要がある。これらの材料の吸収性はガーゼの 7 ～ 10 倍あり、安価でもある。これらの材料を用いるとき、ブロメライン®軟膏を塗布後、創辺縁にワセリンを塗布し、辺縁の皮膚を保護する。ただし、1 日に必ず 2 ～ 3 回取り替える必要がある。

Ⅲ　融解壊死組織に臭いがあり、感染菌の増殖が大きい（critical colonization）と考えられるとき、ブロメライン®軟膏にゲーベン®クリームを混ぜるのも一つの方法である。悪臭は 3 ～ 4 日でなくなる。2 つの薬剤を混ぜることによる酵素の力価の減少は 2 週間以内であれば問題ない（メーカー報告）とのことだが、塗布直前に混ぜるほうが安全である。

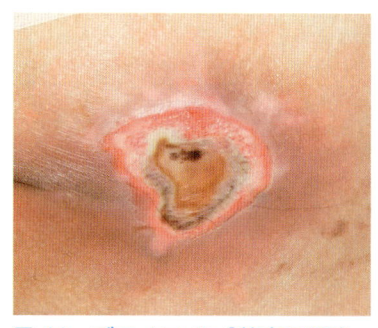

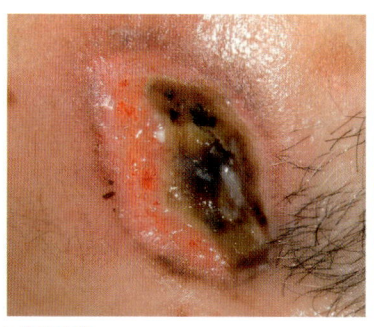

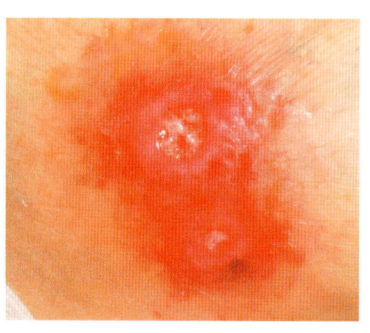

図 41　ブロメライン®軟膏の間違った使用例
左：ブロメライン®軟膏を塗布しガーゼで覆っていた。比較的厚い壊死組織は乾燥してなかなか融解もせず剥離もしない，中：意識を失ってうつ伏せに倒れていたときに発生。ブロメライン®軟膏を塗布しガーゼで覆っていたため（周辺ワセリン保護）厚い壊死組織は乾燥し，ブロメライン®軟膏が入らない，右：ブロメライン®軟膏を塗布しラップで覆っていた。滲出液が創周辺に溜まり，皮膚炎を起こしている

04 抗生物質軟膏と肉芽調整作用のある外用薬

第 2 章 50ページ

間違った使い方
Ⅰ 細菌の抗生物質に対する感受性を調べずに使用する。
Ⅱ 壊死組織がある局面に使用すると耐性菌を得る。
Ⅲ ステロイド軟膏の長期間の使用は肉芽組織を抑制する。

正しい使い方
　抗生物質軟膏を、細菌の感受性も検査せずに使用してはならない。感受性がない細菌に対して使用すれば耐性菌を増加させる。一般に乱暴に安易に使用される抗生物質軟膏にゲンタシン®軟膏とリンデロンVG®軟膏があり、最近はクロマイP®軟膏が復活している。

　ステロイド軟膏は肉芽組織を抑制する。肉芽には、浮腫性の肉芽と過剰肉芽がある。適当な間隔をおいてステロイド軟膏を用いて、過剰肉芽を抑制あるいは萎縮させるのがよい（肉芽形成における刺激療法の一つである）。ステロイド軟膏以外でこの調節に用いるのはユーパスタ®、カデックス®軟膏などであり、浮腫性の肉芽や過剰肉芽が辺縁と同程度の高さとなるまで4〜7日程度の短期間、使用する。これらの軟膏は表皮形成を抑制する作用があるので長く使うべきではない（化学的に創面をドライとするので、せっかく伸びてきた表皮を破壊する）。

第1章 やっていませんか、こんなケア

5. 陰圧閉鎖療法を正しく適用しているか

01 陰圧閉鎖療法機器（VAC）は肉芽を早く成長させる

第2章 50ページ

　VAC は、陰圧閉鎖療法により肉芽形成を促進させるための医療器具である。わが国では 2006 年 12 月〜 2007 年 12 月に治験が行われ、2009 年 11 月、厚生労働省の新医療機器としての承認を受け、2010 年 3 月 5 日より保険適用となった。

　VAC は、米国では 1995 年、欧州では 2003 年から使用され、創傷治療法の一つとしてすでに確立されたものである。現在までに 300 万症例以上に使用されている。わが国の治験でも、十分に肉芽形成が促進されると報告され、褥瘡以外の創面では順調に肉芽形成が生じている（図 42）。

　褥瘡においても圧とずれを排除できれば、VAC 使用により非常によい肉芽が得られている（図 43）。

　ただし、注意すべきは、「褥瘡で圧とずれを排除できれば」という条件である。すなわち、"圧とずれ" が繰り返し加えられていることによって肉芽形成が起きない褥瘡に、そのまま VAC を用いるのは、（VAC は陰圧をかけるのだから）圧を増強させるようなもので、適切ではない。

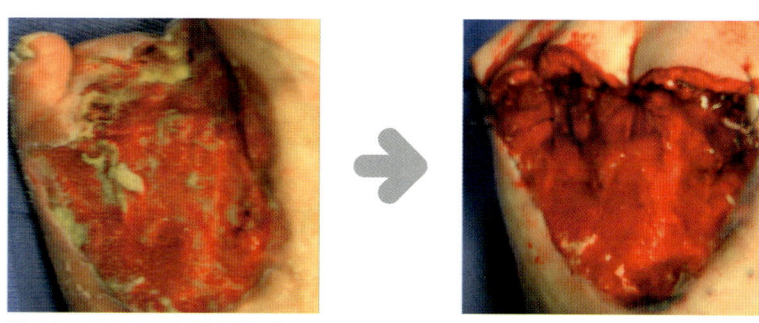

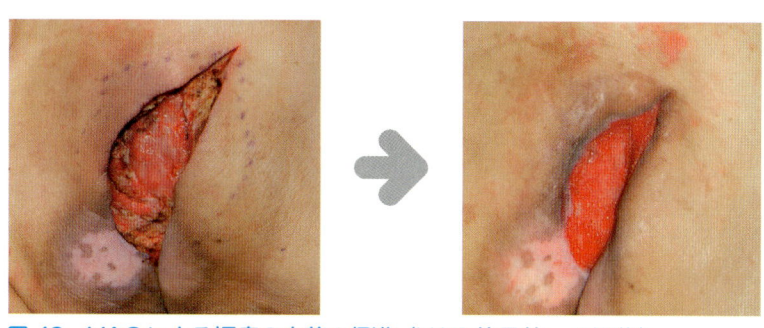

図 42　VAC で肉芽組織ができる

図 43　VAC による褥瘡の肉芽の促進（VAC 使用前 → 4 週後）

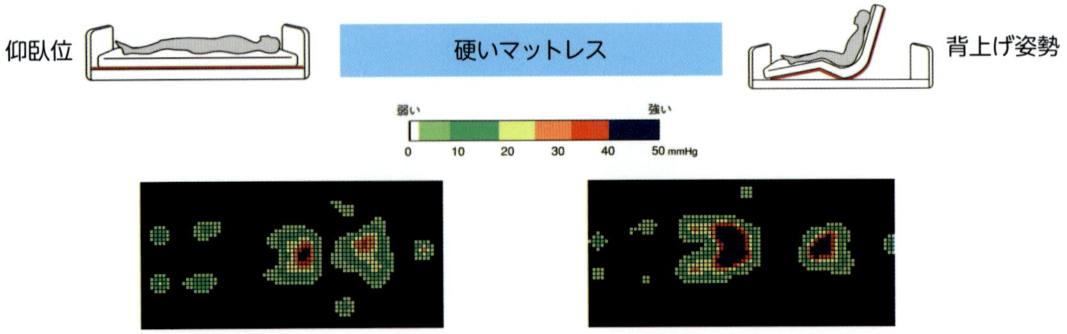

仰臥位　　　　　　　　　硬いマットレス　　　　　　　　背上げ姿勢

弱い　　　　　強い
0　10　20　30　40　50 mmHg

体圧値　45.4 mm Hg　　　　　　　ずれ力：4.9N　体圧値 69.8mmHg

図 44　背上げは圧とずれを発生させる

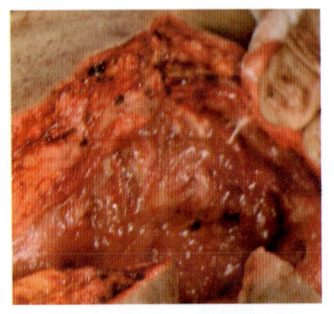

図 45　注意すべき褥瘡（尾骨部）に VAC を行った症例（1）　　壊死組織と出血が生じている

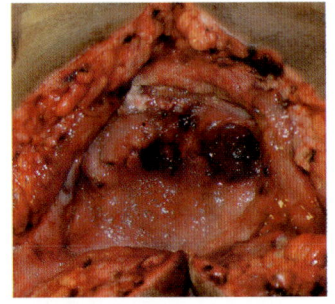

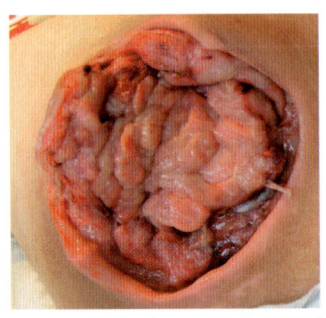

図 46　注意すべき褥瘡（大転子部）に VAC を行った症例（2）　　デブリードメントの際、肉芽塊および肉芽 flap を除去したほうがよい

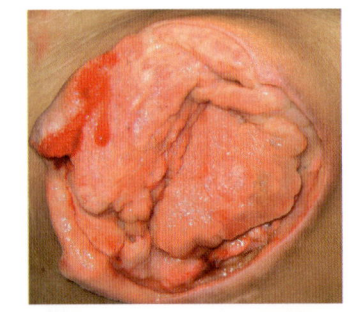

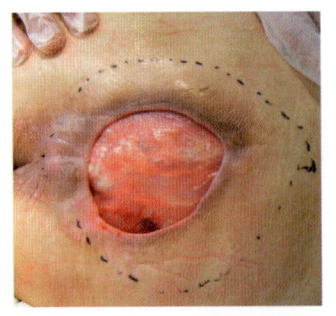

図 47　注意すべき褥瘡（仙骨・尾骨部）に VAC を行った症例（3）　　VAC 使用後第 1 回目交換時前

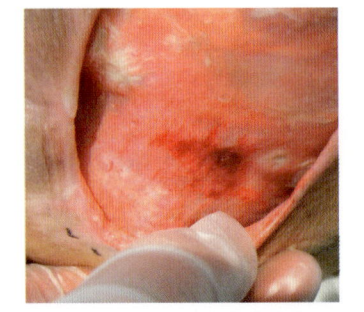

第1章 やっていませんか、こんなケア

02 VACを使う前に創面をアセスメントする　　第2章 50ページ

　ここで示すような症例は、まず"圧とずれ"がないかチェックしてからVACを使う。VACは通常のドレッシング材より圧とずれの影響を受けやすい。よって、褥瘡の中でも以下の症状をもつものは"圧とずれ"によって生じた褥瘡特有な症状（詳細は第2章を参照）であり、このような症状の症例に安易にVACを用いてはならない。圧とずれを排除してから用いるべきである。

　圧とずれが加わらなくなると通常の肉芽出現が始まる。逆に言えば、これが"圧とずれ"の繰り返しがなくなった証拠であり、このような褥瘡ケアができるようになればVACを使用してもよい。

Ⅰ 尾骨・仙骨部の深い褥瘡（図48）
Ⅱ 遅延型段差（外力介在型段差）（図49）
Ⅲ 遅延型ポケット（外力介在型ポケット）（図50）
Ⅳ 大転子部の治らない褥瘡（図50）

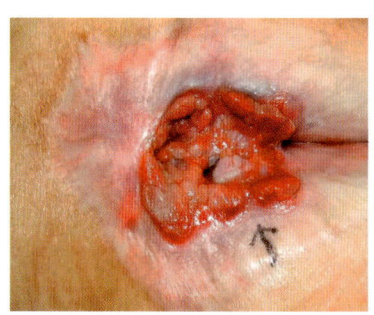

図48　尾骨部の深い褥瘡
圧とずれが繰り返しかかっていることが多い

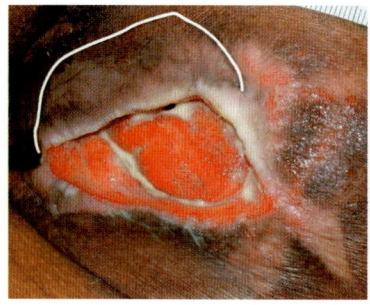

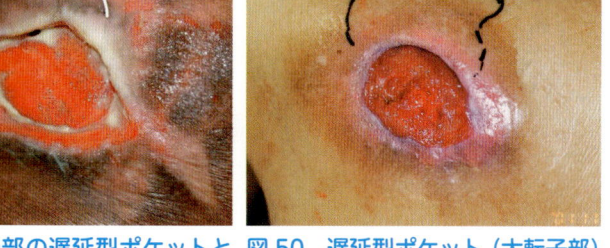

図49　坐骨部の遅延型ポケットと段差

図50　遅延型ポケット（大転子部）

第2章
押さえておきたい基礎知識

・褥瘡発生と治癒のメカニズム
・創面に現れる変化

　褥瘡は、創傷としての特徴のほかに、褥瘡ならではの特徴がある。そのため、褥瘡の治療やケアにあたっては、その両方を熟知しておかなければならない。

　とはいえ、これらについて詳細に解説するのは1冊の本では足りない。そこで本章では、褥瘡ケアの主要スタッフである看護師、また指示を行う医師に、ぜひ押さえておいてほしい基礎知識をまとめることとした。

　その際、従来の褥瘡に関する成書と異なり、本書のコンセプトである「創面の変化」をもとに解説することを試みた。

　すなわち、褥瘡はどのようにして発生し、どんな経過を経て、治癒または悪化していくのか。褥瘡にはどのような種類があり、どんな臨床像（創面）を呈するのか。どのようにして褥瘡のアセスメントを行い、ケアの方針はどうやって決定していけばいいのか。そして、ケアを行う際にはどのようなことをしなければならないのか—。これらについて、徹底的に「創面の変化」にこだわって解説した。

　褥瘡には、わかっているつもりで実はわかっていないことが意外と多い。「創面の変化の理由」はその代表である。本章で解説する内容をよく理解して、「エビデンスに基づいた"考えるケア"」の実践を目指してほしい。

第2章

押さえておきたい基礎知識

1. 褥瘡のでき方

01 力学的影響と褥瘡の好発部位

第1章 3ページ

要点 point

I 骨突出部には大きな圧がかかる（圧とずれを受ける面積が狭い）。
II 圧やずれの大きさと骨突出により深部に及ぶ力は異なる。

解説 commentary

骨突出があると、以下のような力学的影響を受ける。

I 同じ重さを"狭い範囲で受ける"（体圧分散の良くない硬いマットレスの場合）のと、"広い範囲で受ける"（体圧分散の良い軟らかいマットレスの場合）のとでは、単位面積あたりでみると、荷重は広い範囲で受けたほうが小さく、狭い範囲で受ける場合に大きい（図1）。よって、狭い範囲に力が加わる状況では、組織の損傷が起きやすい。

II 外力が身体に伝達されるメカニズムは、骨突出があるときと、ないときでは異なる。骨突出があって、圧とずれの外力が加わったとき深部に及ぶ力は最も大きくなる。この場合、その断面では円錐形状壊死あるいは砂時計状壊死が起きていて（図2）、これによって後述する褥瘡特有の症状が出現する。

ちなみに、骨突出がないところや軟部組織が厚い部位では、深部への損傷は骨突出がある部位に比べて小さい。したがって、褥瘡は発生しても軽症である（図3）。

第2章 押さえておきたい基礎知識

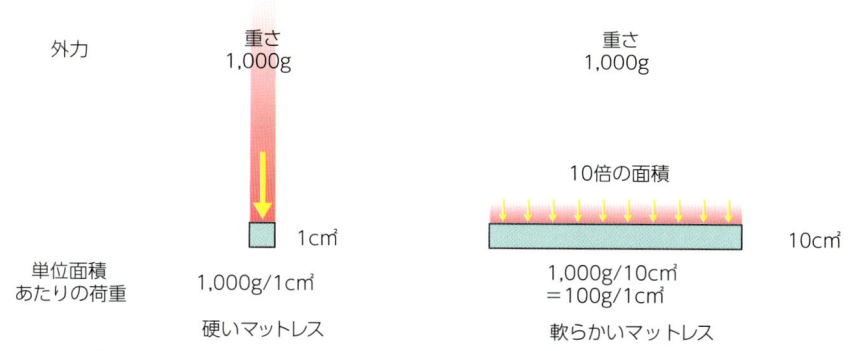

図1 受ける面積による荷重の違い

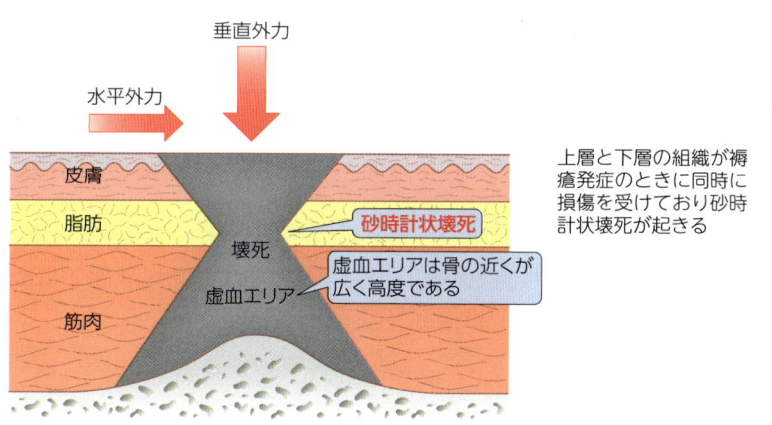

外力　重さ1,000g　　重さ1,000g
　　　　　　　　　　10倍の面積
　　　　　1cm²　　　　　　　　10cm²
単位面積あたりの荷重　1,000g/1cm²　　1,000g/10cm² = 100g/1cm²
硬いマットレス　　軟らかいマットレス

図2 骨突出に圧とずれが加わると重度の壊死組織ができる

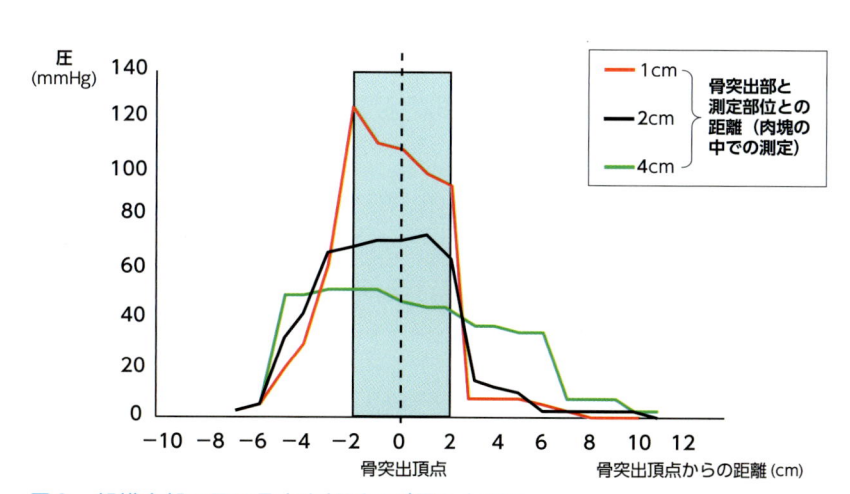

水平外力　垂直外力
皮膚
脂肪　　壊死　　砂時計状壊死
筋肉　　虚血エリア

上層と下層の組織が褥瘡発症のときに同時に損傷を受けており砂時計状壊死が起きる

虚血エリアは骨の近くが広く高度である

図3 組織内部の圧は骨突出部近くが最も大きい

圧(mmHg)

骨突出部と測定部位との距離（肉塊の中での測定）
— 1cm
— 2cm
— 4cm

骨突出頂点　　骨突出頂点からの距離(cm)

Khanh M. Le. et al : An in-depth look at pressure sores using monolithic silicon pressure sensors. PRS 74(6), 745-756, 1984

02 褥瘡の発生メカニズム

第1章 20ページ

要点 point

I 褥瘡の発生原因は圧だけではない。

II 外力による組織内損傷は、表面と深部で同時に起きたものである。しかし、その程度や進行のスピードは異なる。深部の変化が表面に現れるまでには時間差があり、多様な変化が起きやすく、進行状態や重症度がわかりにくい。たとえば、深い褥瘡の経過中、壊死が水平方向や垂直方向に拡がるように見え、一見、悪化・進行しているように思えるが、これは誤解である。

解説 commentary

I 「圧」と「ずれ」と「骨突出」—この3要因の複合が重症褥瘡を発生させる

褥瘡の発生原因は圧だけではない。圧にずれが加わると、その複合力で組織に対する損傷が大となり、さらに骨突出が加わると組織の損傷は大きくなる（図4）。損傷の程度は骨突出部付近の組織ほど大きい。一定の条件下で、これらの複合力が血流を減少させるという報告や、圧とずれの複合力に骨突出を加えると、与えられた力が深部では1.3〜2.4倍になるという著者らの研究結果がある（図5）。このことを示す典型が、ベッド操作の背上げの際の尾骨への影響と、車椅子の座位の姿勢の崩れによる褥瘡の発生と悪化である。

II 表層と深部の損傷は同時に起きている

表層の損傷と深部の骨突出付近の損傷は同時に起きている（図6）。外からそう見えないのは、加えられた外力が組織内で均一に分配されないためである。その影響は、加えられた外力の大きさや複合の度合によって異なる。外力を受ける個体の解剖学的構造、各組織の力に対する耐性、血流への依存度や組織間の密着度などの違いにより、外力の伝達の度合が変わってくる。

結果として、最も強い影響は深層の骨突出付近の組織にあり、次いで表層となる。中間層である皮下脂肪層は最も影響を受けにくい。これが砂時計状壊死組織を生じさせる原因ともなっている。褥瘡の経過中、表層の潰瘍が次第に深部に悪化・進行しているように見えるのも誤解である。

つまり、褥瘡の病状は、表層が重症で、深部に行くほど軽くなる熱傷や外傷とは大きく異なる。

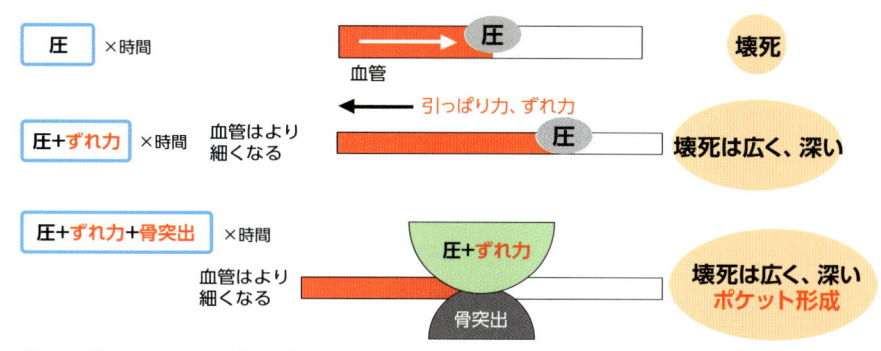

第2章 押さえておきたい基礎知識

図4 骨突出に圧とずれが加わると重度の壊死組織ができる

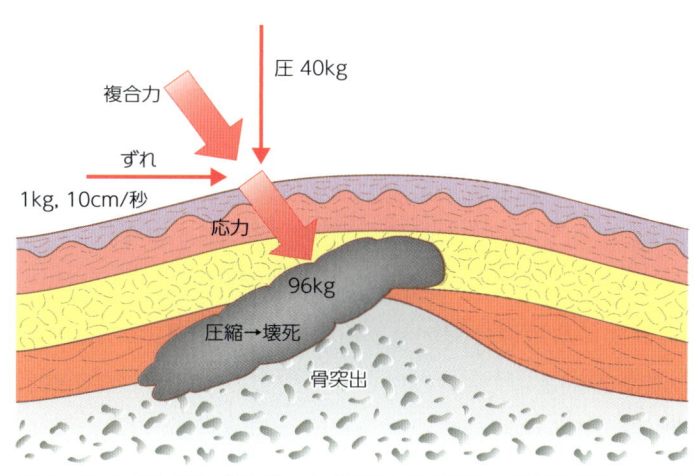

図5 圧とずれの複合力は，骨突出のある場合，組織深部では，2倍以上の大きさとなる

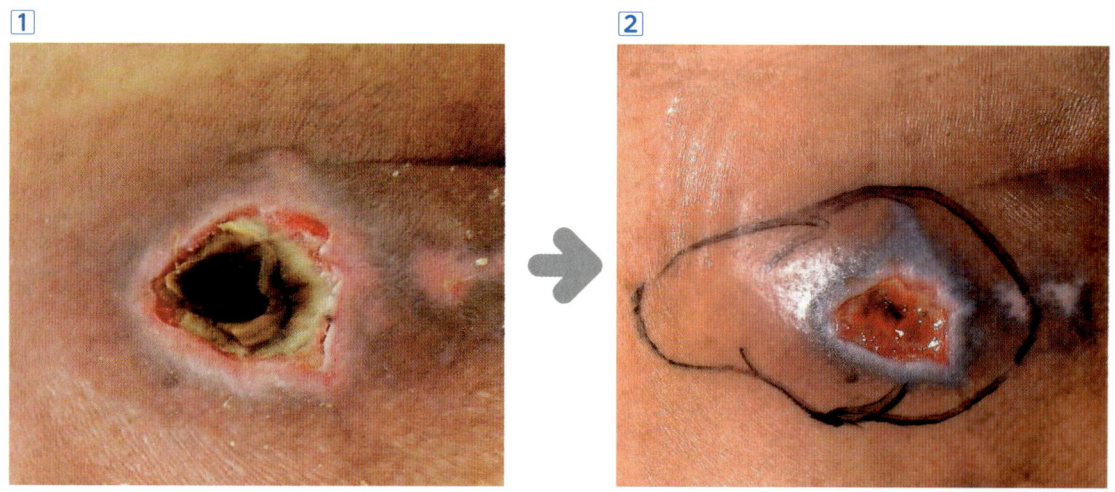

図6 褥瘡では表層の壊死と同時に深部でも壊死が起きる。これが融解すると初期型ポケットになる
黒マジックは初期型ポケットの範囲を示す

03 残留する圧とずれ

第1章 24ページ

　圧とずれは、背上げや体位変換時に「必ずと言っていいほど発生し」、そのままにしていると「圧とずれが残ったままになる」。──このことをまず知る必要がある。

　図7 は、ベッドで頭側挙上した際の、体圧、ずれ力、ベッド角度を示し、下のイラストはベッドの角度を模式的に表したものである。これを見ると、ベッドを挙上すると、体圧とずれ力が上昇することがわかるが、ここで注目すべきは、それを元に戻した（頭側を下げた）場合にも、体圧とずれ力が上昇したままになっていることである。

　また、図8 は、肘にマジックで線を引き、均等に透明なアクリル板に肘を伸ばして乗せ、肘を屈曲させ、また元のように伸ばした場合に、マジックで引いた線がどのようになるのかを示したものである。平行に引いた線は、1回の屈伸だけでこのように変形し、この変形と白い虚血部こそが残留ずれ力を示すものである。

　このことを、身体を自由に動かすことができない人に体位変換を行った場合にあてはめて考えてみると、何がわかるだろうか。たとえば、食事の際に背上げを行い、2時間ほどそのままにする。その後、元に戻す。また、普通に体位変換を行う。これらの場合、「背上げ・背下げをしたまま」「体位変換をしたまま」でいると、そのとき発生した残留ずれ力は、次の体位変換まで（そのままの大きさでなくても）残ることになる。このことが、褥瘡の発生原因や、悪化要因にもなる。これは、どんなに優れた治療を行っていたとしても、その効果をすべて無駄にするほどのマイナス要因となる。

　そこで、背抜き、圧抜きが必要となる（106ページ［第2章］参照）。

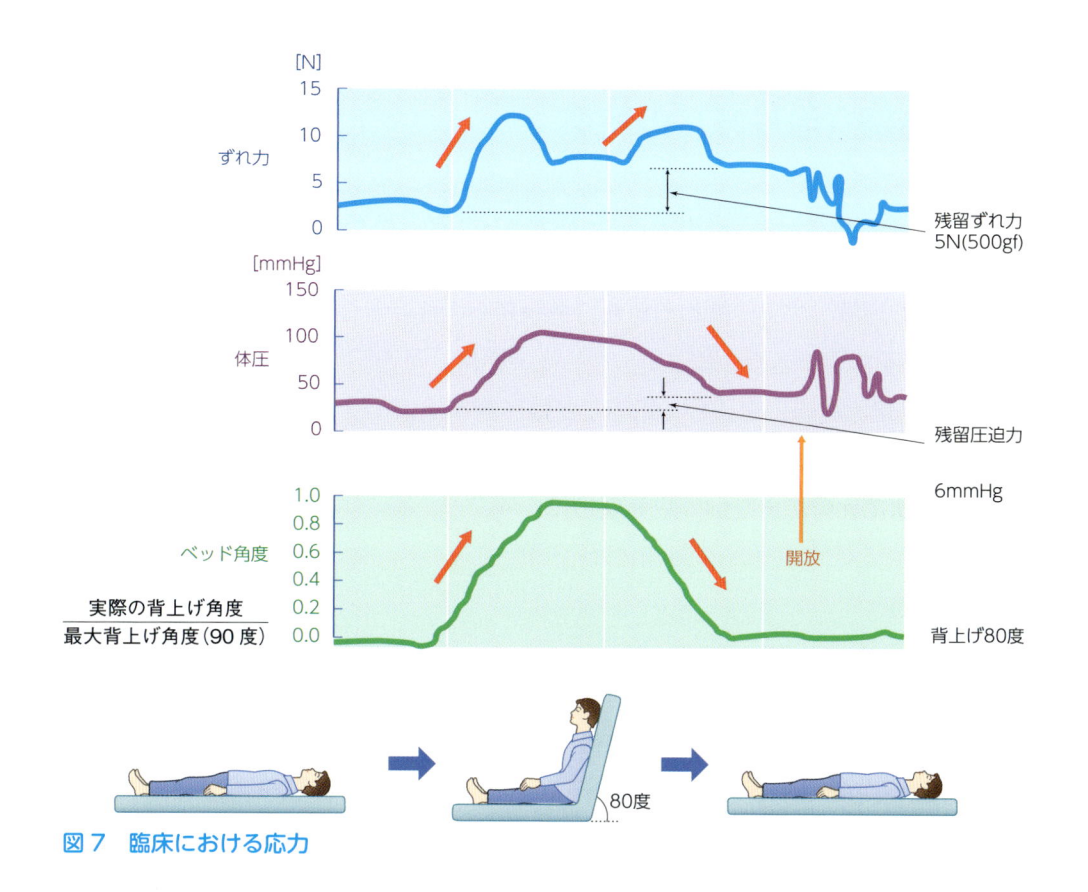

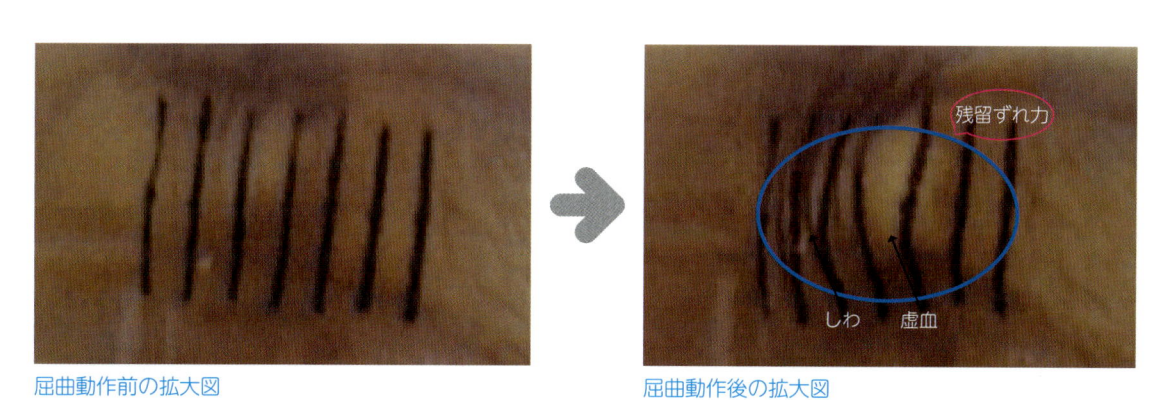

第2章 押さえておきたい基礎知識

図7 臨床における応力

残留ずれ力 5N(500gf)
残留圧迫力 6mmHg
開放
背上げ80度

実際の背上げ角度 / 最大背上げ角度（90度）

図8 残留ずれ力
肘関節を用いた残留ずれ力の可視化画像を拡大して見ると，ずれ力による"しわ"と"虚血"が確認できる

屈曲動作前の拡大図 → 屈曲動作後の拡大図

2. 創の治り方

01 褥瘡の治癒（治り方）の特徴

第1章 23ページ

　褥瘡治癒の特徴は、すべて褥瘡の原因となる圧、ずれと骨突出の複合応力に起因する。したがって、褥瘡は、他の疾患ではみられない特有の症状と経過をたどる。

　しかし、褥瘡の治療・ケアに携わる者が「褥瘡特有の症状と経過」を正しく理解していていないために、「勝手な思い込みや勘違い」をして、結果、不適切な治療やケアが行われている。

　「褥瘡特有の症状と経過」を正しく知ることは、褥瘡治療・ケアの基本中の基本である。なかでも重要なポイントは以下のとおりである。また、その全体像をフローチャートに整理したので、よく理解していただきたい（図9）。

〔褥瘡特有の症状〕
　①日時の経過とともに症状が変化する
　②褥瘡の損傷は表層と同時に深部、特に骨突出付近にも起きているが、その症状の現れ方には時差がある
　③表層だけの褥瘡、すなわち水疱やビランもできる
　④初期型（壊死組織融解型）の段差ができる
　⑤初期型（壊死組織融解型）のポケットができる
　⑥遅延型（水平型キッシング潰瘍：horizontal kissing ulcer）の段差ができる
　⑦遅延型のポケットができる
　⑧サンドウィッチ型褥瘡（潰瘍）ができる
　⑨肉芽組織にさまざまな変化が現れる
　⑩裂隙（垂直型キッシング潰瘍：vertical kissing ulcer）ができる

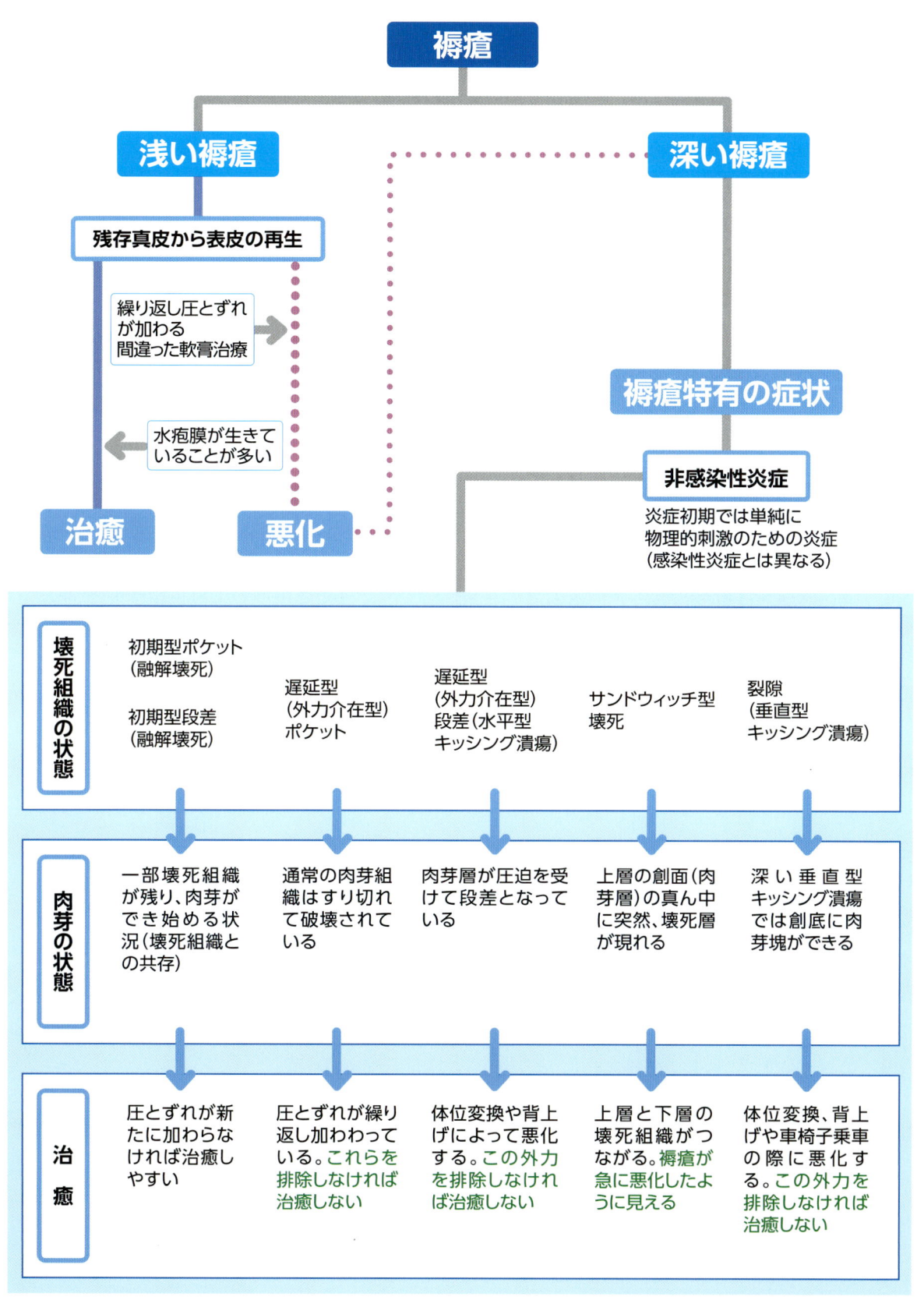

第2章 押さえておきたい基礎知識

```
                            褥瘡
              ┌──────────────┼──────────────┐
          浅い褥瘡                        深い褥瘡
              │                              │
      残存真皮から表皮の再生                  │
              │                              │
         ┌────┴────┐                         │
         │  繰り返し圧とずれ                  │
         │  が加わる                          │
         │  間違った軟膏治療                  │
         ↓                                   │
      水疱膜が生きて                    褥瘡特有の症状
      いることが多い                         │
         │         │                    非感染性炎症
        治癒      悪化                 炎症初期では単純に
                                       物理的刺激のための炎症
                                       （感染性炎症とは異なる）
```

壊死組織の状態	初期型ポケット（融解壊死）初期型段差（融解壊死）	遅延型（外力介在型）ポケット	遅延型（外力介在型）段差（水平型キッシング潰瘍）	サンドウィッチ型壊死	裂隙（垂直型キッシング潰瘍）
肉芽の状態	一部壊死組織が残り、肉芽ができ始める状況（壊死組織との共存）	通常の肉芽組織はすり切れて破壊されている	肉芽層が圧迫を受けて段差となっている	上層の創面（肉芽層）の真ん中に突然、壊死層が現れる	深い垂直型キッシング潰瘍では創底に肉芽塊ができる
治癒	圧とずれが新たに加わらなければ治癒しやすい	圧とずれが繰り返し加わっている。これらを排除しなければ治癒しない	体位変換や背上げによって悪化する。この外力を排除しなければ治癒しない	上層と下層の壊死組織がつながる。褥瘡が急に悪化したように見える	体位変換、背上げや車椅子乗車の際に悪化する。この外力を排除しなければ治癒しない

図9 褥瘡特有の症状と経過

> **要点　point**
>
> **I** 身体に外力がかかると、骨突出がある部位では力が増強され、表面と深部に同時（どちらかというと深部が重度に）損傷を受ける。この、「表層と深層に同時に損傷が発生している」ことを理解しなければ、褥瘡特有の症状はわからない。
>
> 〔よくある思い違い〕損傷が同時に発生しているとは思わずに、褥瘡が表層から深層へ悪化・進行していくと考えている。
>
> **II** 損傷の原因が外力による血流の停止であるため、通常の外傷と異なり、周辺の組織に炎症を起こし、損傷の変化が波及するのが遅くなる。
>
> すなわち、「血流の停止→損傷部位の炎症→その周辺に炎症→損傷部とその周辺組織の壊死→表面の変化」という経過をたどるため、症状が表層に出現するまでにかなりの時間がかかる。この時間差は、外力の大きさや外力のかかり方、その周辺の組織の質や量により、また、感染の度合いなどにより異なる。

02　浅い褥瘡の治癒経過　第1章 15ページ

浅い褥瘡とは真皮が残っている損傷である。臨床的には水疱形成か表皮剥離の状態で、ステージⅡである。浅い褥瘡は真皮の中に残存している毛胞、汗腺と辺縁の表皮組織から新生表皮が伸びて創が閉鎖される（図10）。

また、初発と再発によって治癒の速度が異なるので区別する必要がある。再発の褥瘡では、以前の褥瘡が深かったか浅かったかによっても治癒速度が異なる。瘢痕が厚いと毛胞や汗腺も少なく、創の収縮も起こらないので、表皮形成は辺縁からのみとなり、治癒は大幅に遅延する（図11～13）。

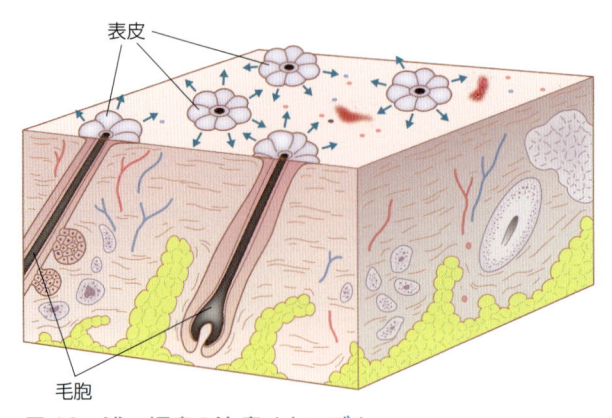

図10　浅い褥瘡の治癒メカニズム

第 2 章 押さえておきたい基礎知識

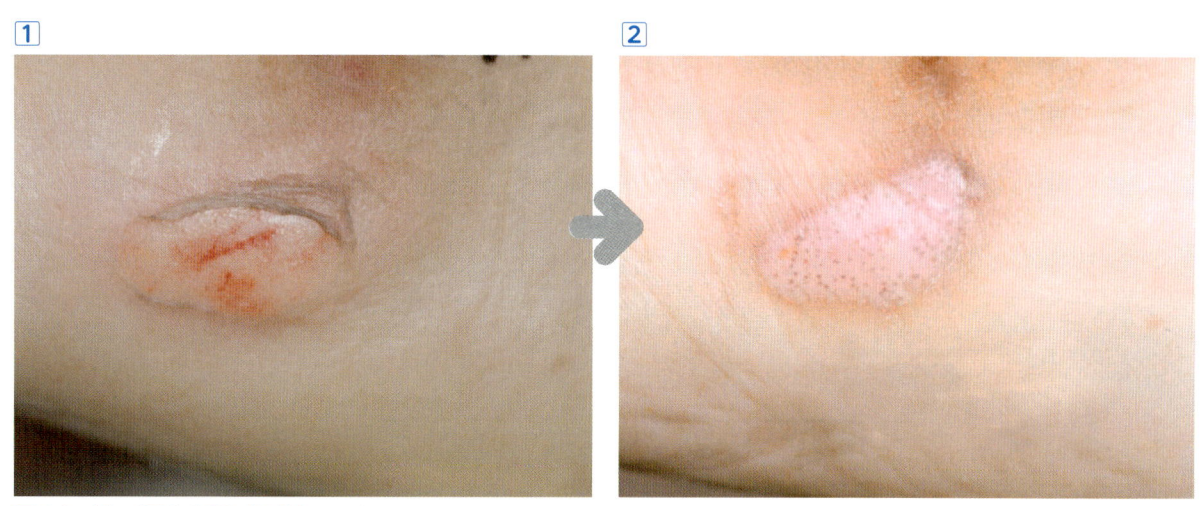

図 11　浅い褥瘡症例（初発）　　浅い褥瘡は治りやすく，体圧分散マットレスを高機能なものに変更しただけでも治る例が多い

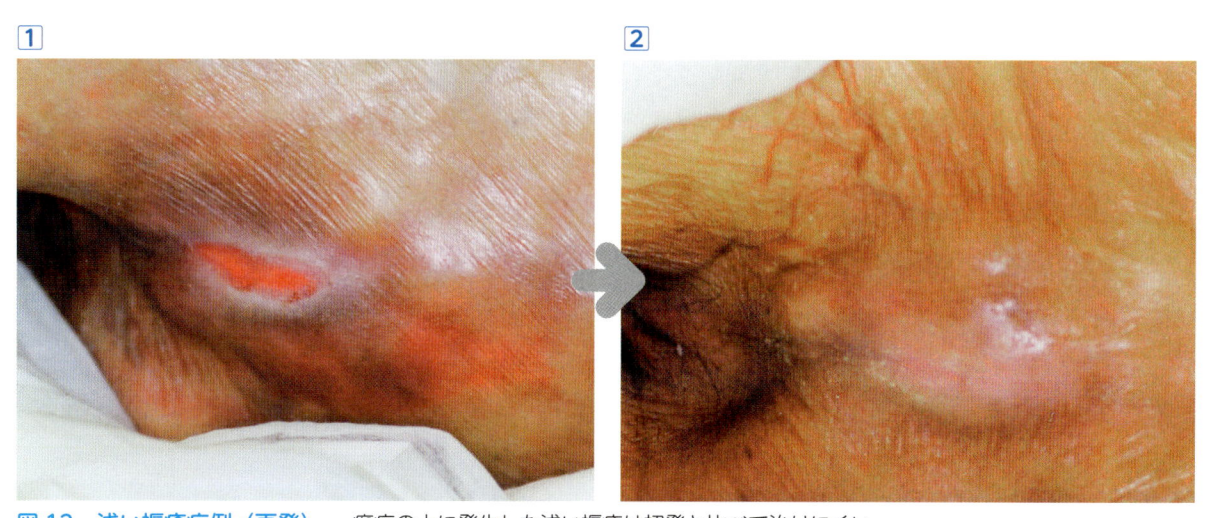

図 12　浅い褥瘡症例（再発）　　瘢痕の上に発生した浅い褥瘡は初発と比べて治りにくい

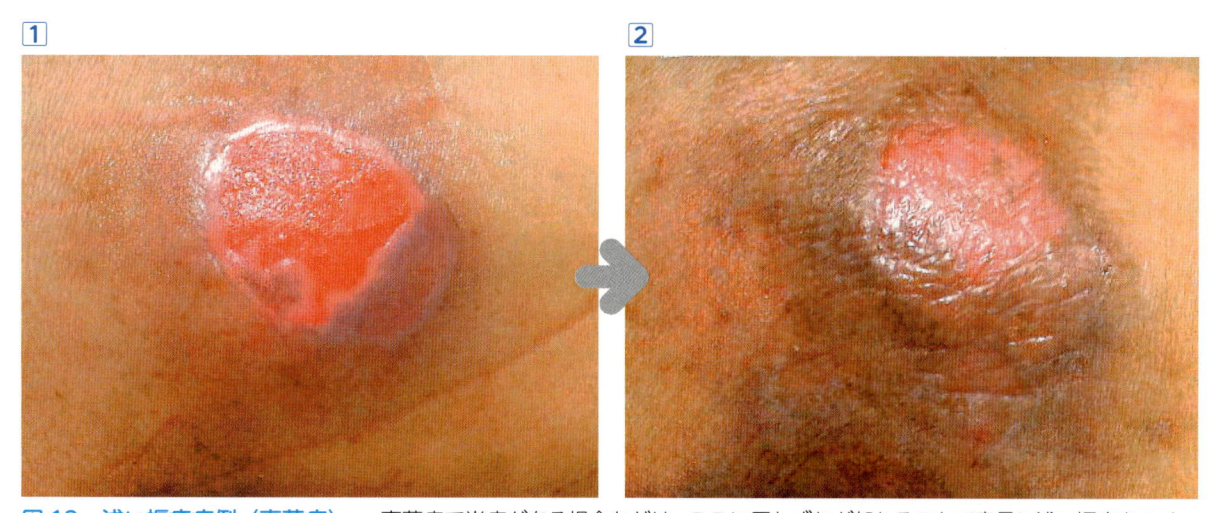

図 13　浅い褥瘡症例（真菌症）　　真菌症で炎症がある場合などは，ここに圧とずれが加わることで容易に浅い褥瘡をつくってしまう。尿や便の刺激による炎症でも同じ状態となる

03 深い褥瘡の治癒経過

第1章 20ページ

要点 point

深い褥瘡には、通常2つの治癒経過がある。
Ⅰ 壊疽に似た壊死組織融解がある。
Ⅱ 外力が加わり遅延型の段差、遅延型ポケットが生じる。

解説 commentary

Ⅰは、褥瘡特有の治癒経過である（図14）。表層の壊死組織が融解し始めるころ、若干の時間差をもって下部の壊死組織が融解し始めるため、一見、治療、あるいは看護・介護が悪いために褥瘡が悪化し、下部組織にまで及んだように見える。しかし、これは間違った見方である。多くの場合、悪化・進行したのではなく、壊死組織の融解が表層から始まり、深部の壊死組織が少し遅れて融解することによる。つまり、外力を受け褥瘡が発生するときに、表層の損傷と同時に深部も損傷を受けており、組織内全層で変化が始まっているのである。これはエコーやCTの異常像として確認できる（59ページ第2章：図34、62ページ第2章：図39参照）。

Ⅱは、外力が頻回に加わって遅延型段差や遅延型ポケットに移行するものである。

褥瘡が発生し、潰瘍となった後に外力が加わると、新たな炎症が起きたり壊死組織が増加したりする。この場合、加えられた外力により特有な壊死状態を引き起こす。もし、すでに初期型ポケットがある場合には遅延型のポケットに移行する。創面にできる遅延型ポケットや遅延型段差、また臀裂部にできる裂隙（難治性褥瘡）のメカニズムは、向き合うお互いの組織のずれによる（垂直型キッシング潰瘍）としてみると理解できる。

第2章 押さえておきたい基礎知識

① 炎症期

炎症症状
発赤

外力の影響
充血
虚血
炎症

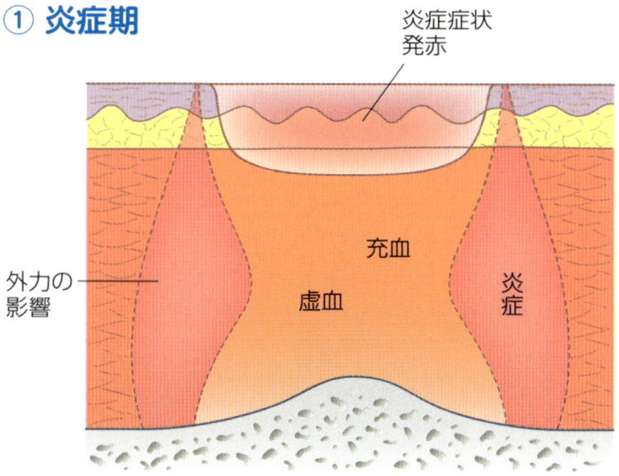

充血あるいは虚血が起きて毛細血管の血栓，うっ血，浮腫となる

② 壊死組織の限局

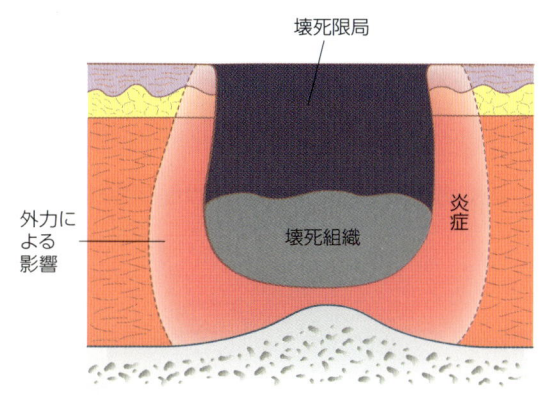

壊死限局

外力による影響
壊死組織
炎症

炎症組織の一部は壊死に陥り，壊死組織周辺に肉芽組織の層と充血層ができ，壊死組織の限局が起こる

③ 壊死融解期

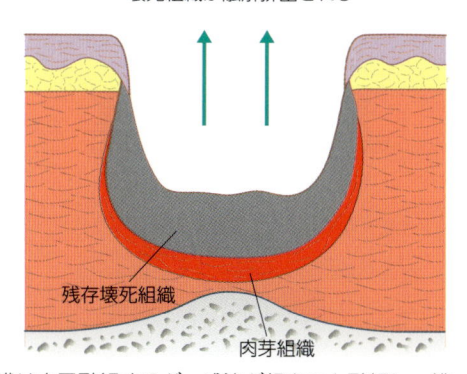

壊死組織が融解排出される

残存壊死組織
肉芽組織

壊死組織は自己融解するが，感染が起きても融解し，排出される

④ 肉芽期

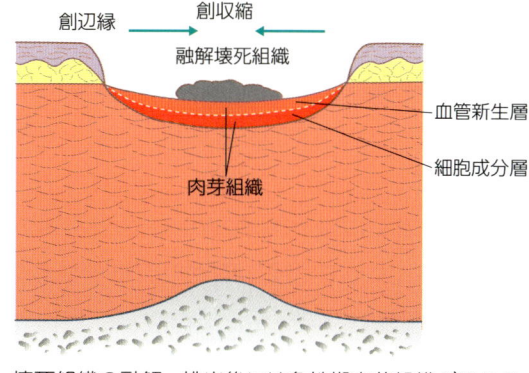

創辺縁　創収縮
融解壊死組織
血管新生層
細胞成分層
肉芽組織

壊死組織の融解・排出後には急性期肉芽組織が現れる。通常は表層部に新生血管層，その下層には細胞成分の多い層が認められる

⑤ 表皮形成期

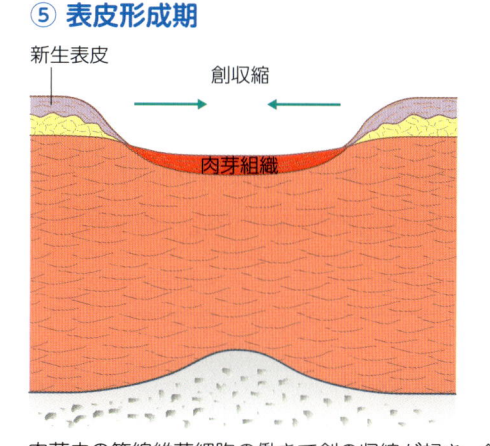

新生表皮　創収縮
肉芽組織

肉芽内の筋線維芽細胞の働きで創の収縮が起き，創辺縁と創底との高低差がなくなり，新生表皮が伸び始める

図14　褥瘡特有の治癒経過

04 深い褥瘡の治癒経過（創の収縮）

第1章 20ページ

　褥瘡発生初期では、炎症を湿潤に保っていると3～4週間程度で壊死組織が限局し、壊死組織は軟らかくなって除去しやすくなる。乾燥させてしまうと壊死組織はなかなか融解せず剥離もされない。

　深い褥瘡では壊死組織が融解し、排出された後、肉芽形成期となるが、肉芽創は創収縮と表皮形成によって治癒に向かう。一般に創収縮により創面の2/3～3/4が縮小し、表皮形成による創閉鎖は1/3～1/4程度といわれている（図15）。それゆえ、創収縮が起こりにくい部位に発症した褥瘡は治癒しにくい（図16）。

　創収縮は創内の筋線維芽細胞の力と創外の辺縁皮膚の弛緩の程度によって、どのような方向に収縮するかが決まる。創周辺の組織に伸展性がある場合には創の収縮は大きくなる（図17、18）。

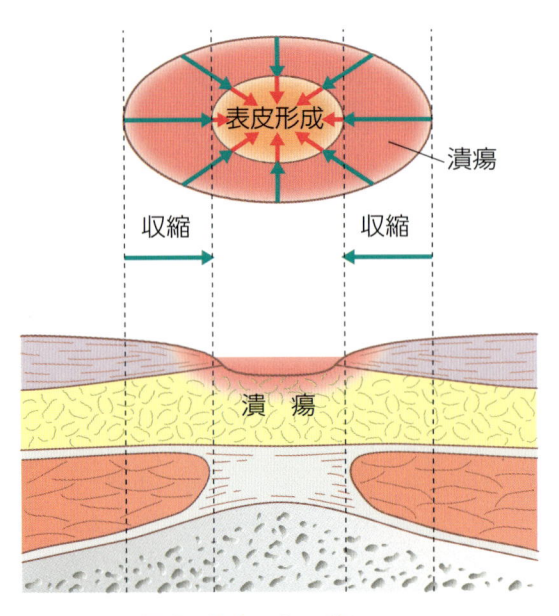

図15　深い褥瘡の治癒メカニズム

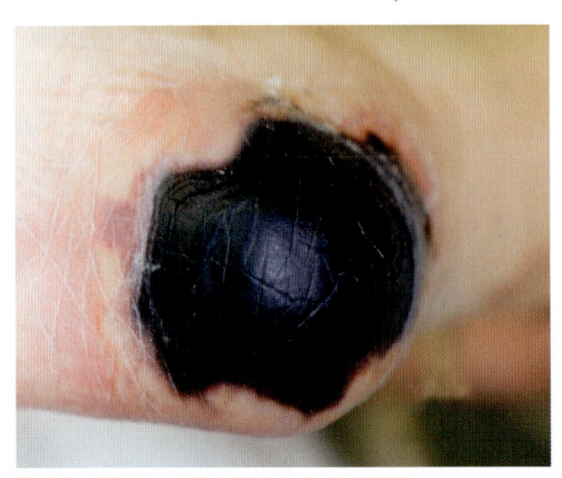

図16　踵部にできた乾燥した壊死組織
創収縮が起きない

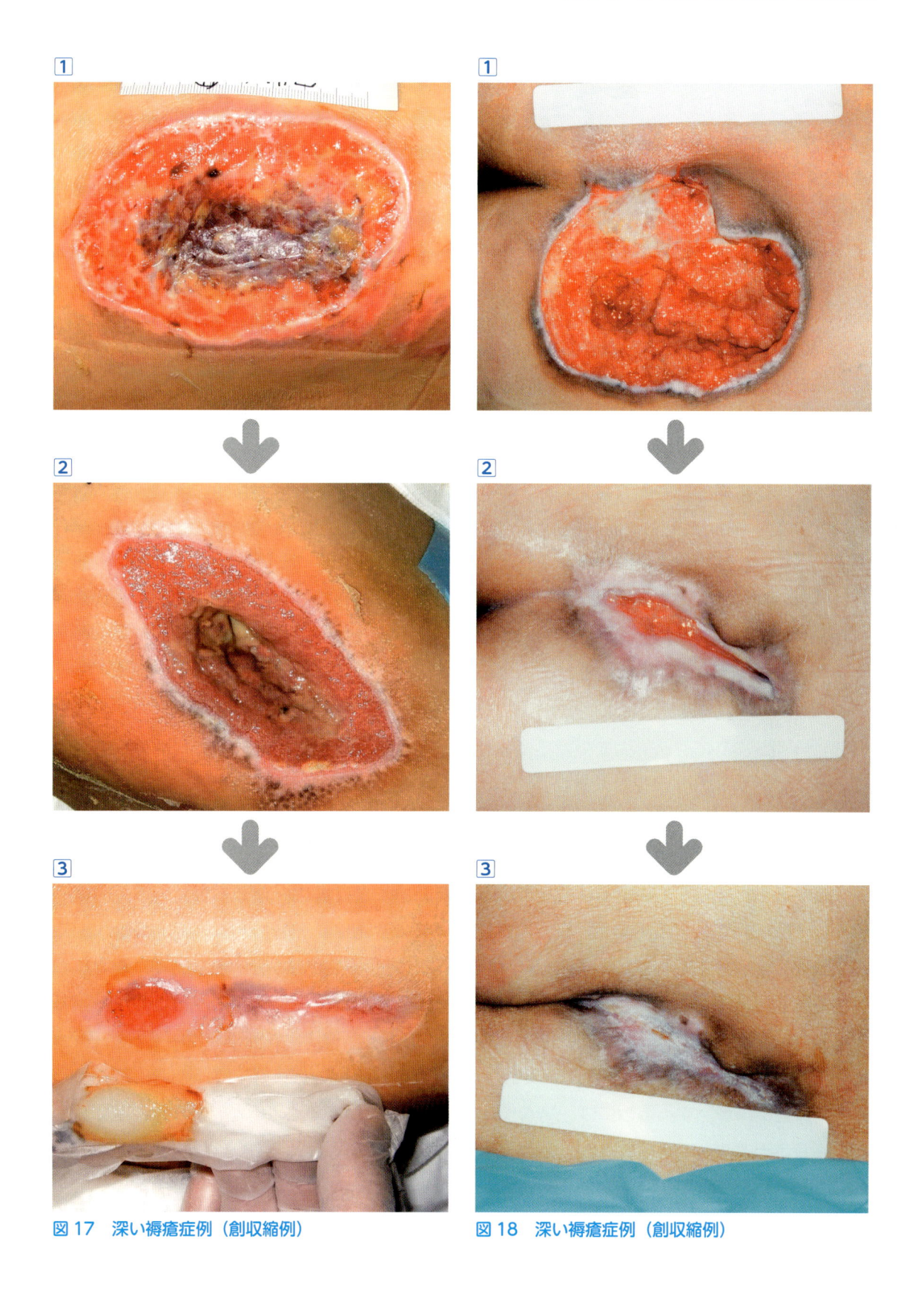

第 2 章 押さえておきたい基礎知識

図 17　深い褥瘡症例（創収縮例）

図 18　深い褥瘡症例（創収縮例）

3. 時間の経過とともに変化する初期症状

第1章 23ページ

要点 point

I 初期の褥瘡は時間の経過とともに変化するが、悪化・進行しているのではない。
II 壊死組織が限局するまでに、組織内変化が起きている。

解説 commentary

[褥瘡の初期症状]

褥瘡をよく観察していると、表層の症状がさまざまに変化していくのがわかる。まず外力が加わって血流不全が起き、充血あるいは虚血が起きて毛細血管の血栓、うっ血、浮腫となる。これが初期の炎症期である（図14-①参照）。

その後、炎症組織の一部は壊死に陥るが、表面からは黒褐色の境界が不明瞭な壊死組織に見える。壊死組織周辺に肉芽組織の層とその周辺に充血層ができて、ついに壊死組織の限局が起きる（図14-②参照）。しかし、このような変化は、周辺の組織構造や、周辺の環境によって異なり、時間差もある。

[症状の発現に影響を及ぼす要因]

症状の発現までは、その時間の差はもちろん、加えられた外力の大きさや程度、作用時間のほか、加えられた個体の条件や部位などによって異なる。さらに、加えられた外力が不均等に組織内に配分されるため、その影響が不均等な損傷や壊死組織をつくってしまう。

同じ外力であっても、外力を受ける個体側の解剖学的構造や外力に対する耐性の程度などによって症状やその発現速度に違いが出てくる。壊死に至るまでの経過で、周辺の条件を湿潤に保つか、乾燥させるかなどによっても創傷治癒の経過が異なってくる（図19、20）。

[褥瘡初期の診断における留意点]

まとめると、圧とずれによる炎症→血流不全→充血または虚血→浮腫→壊死→壊死組織の明確化（限局）が起きる。また、経過の速度や深部の変化は、その損傷の程度や表面へ出てくるまでの環境条件によって異なるため、さまざまな創面の変化がいろいろな時期に現れる。

褥瘡初期の診断は、このような炎症の経過を考えると、日時を変えて2回行うのが妥当である。特に深い褥瘡では一度だけの診断では不確実である。確実な診断は発生後2～3日と、そこから10～20日後に再診断するのがよい。

手早く確実に診断するためには、MR、CT、エコーを使用するとよいが、時期によって確定診断ができるときとできないときがあるので注意が必要である。ただし、診断を早くつけるためにコストをかけることは、多くの場合、メリットは少ない。

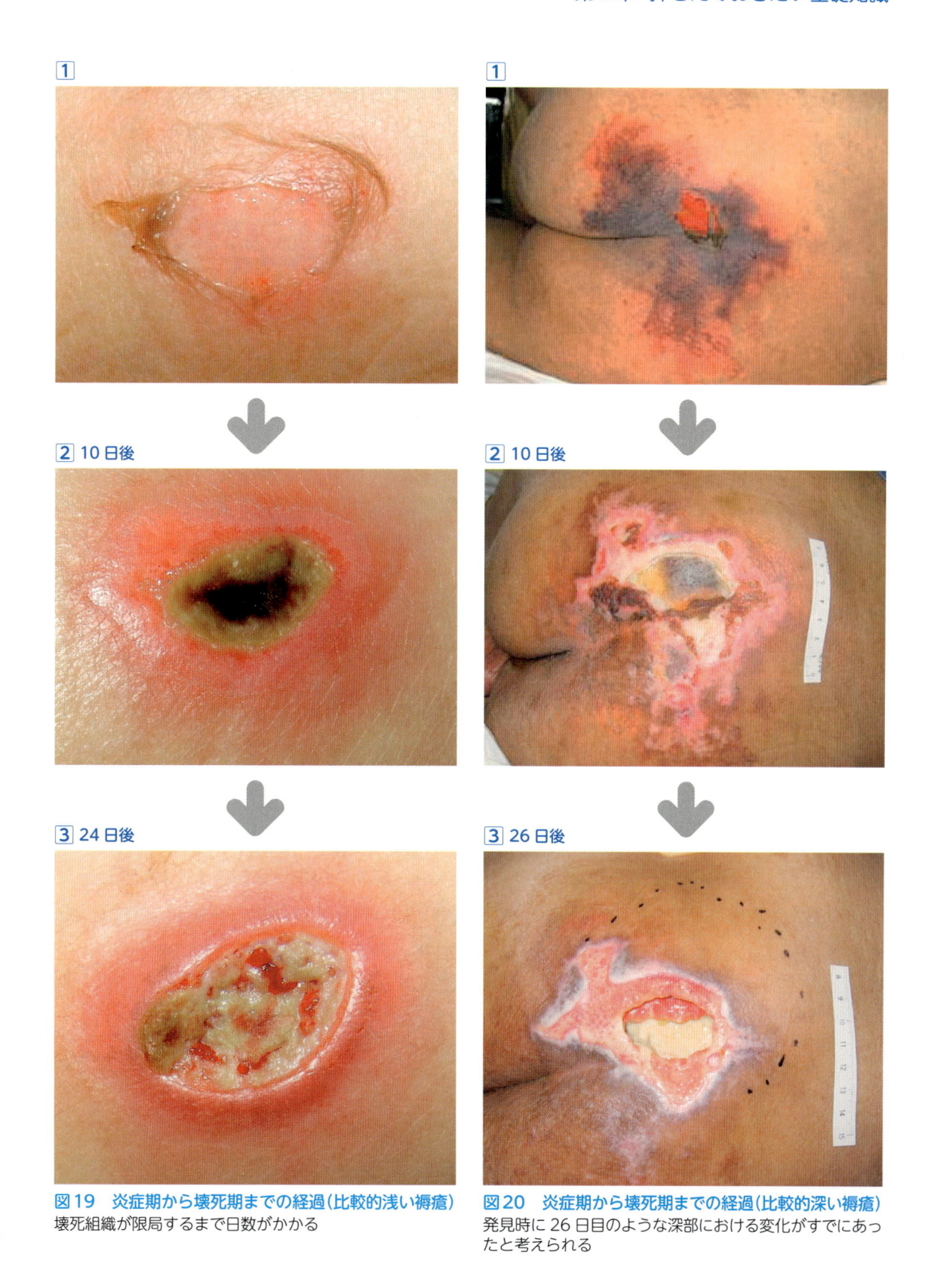

第2章 押さえておきたい基礎知識

図19 炎症期から壊死期までの経過(比較的浅い褥瘡)
壊死組織が限局するまで日数がかかる

図20 炎症期から壊死期までの経過(比較的深い褥瘡)
発見時に26日目のような深部における変化がすでにあったと考えられる

53

4. 創面の変化とその治り方

01 水疱

第1章 14ページ

要点 point

I 水疱は浅い褥瘡である。
II 水疱膜を生着させる工夫が必要である。

解説 commentary

水疱は多くの場合，表皮組織と真皮上層組織の間の接着が剥離され、このスペースに滲出液が溜まったものである。水疱が乾燥すると褐色調、あるいは血液が溜まっていると赤黒色となる（図23〜25）。

水疱を除去したとき（水疱膜を透過して真皮の色調が見える）、赤色に見える場合は比較的浅い褥瘡である。白色を呈している場合は、真皮の表層も壊死となっているのでステージIIの褥瘡の中でも比較的深い褥瘡である。

褥瘡における水疱は外力が加わったとき、相対的に圧よりもずれ力のほうが大きいとき発生する（図21）。物理的外力によってできた水疱なので、熱傷と異なり水疱膜が生きていることが多い。水疱膜が壊死に陥る前に、上手に水疱液を抜き取り、圧迫しておくと、水疱膜が生着して早く治癒する。

〔踵の浮かし方〕

水疱性褥瘡は踵によく発生する。意外と気がつかないのは、ベッド上で身体を頭側に移動するときに、両踵を引きずり、ずれが加わることがあるので注意が必要である。一般に踵の褥瘡治療や予防には踵を浮かす必要があるが、この場合、軟らかいウレタンフォームで下肢全体を広く支えて踵を浮かすとよい（図22）。このとき足底に対しては硬めのクッションを支えとすると、踵に対する荷重を少なくするのみでなく、本人の安定感を得ることができる。

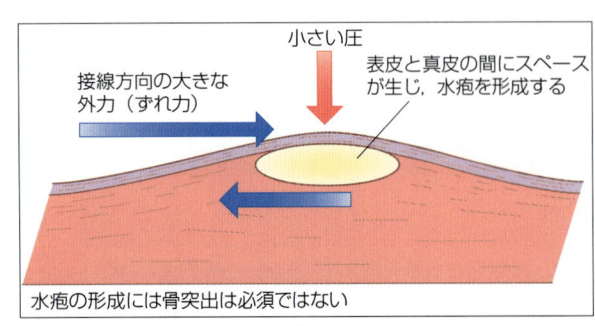

図21　水疱形成のメカニズム

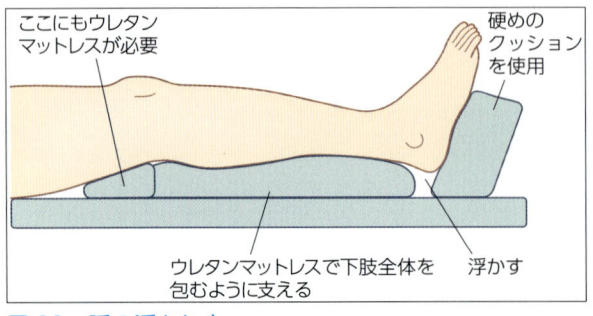

図22　踵の浮かし方

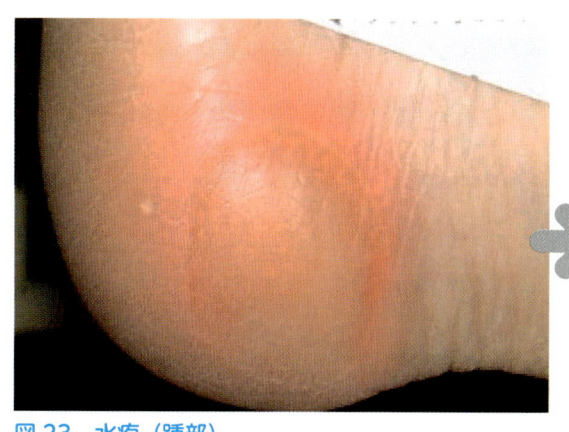

第 2 章 押さえておきたい基礎知識

図 23 水疱（踵部）
生きている水疱膜を生かして生着させた治療結果である

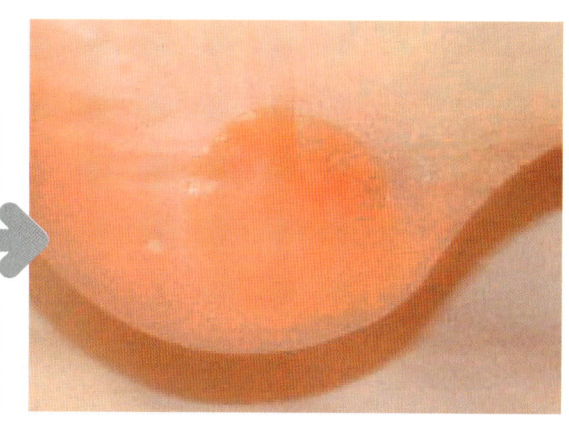

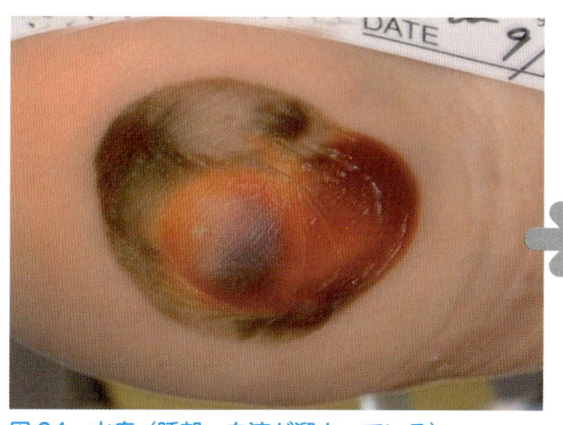

図 24 水疱（踵部、血液が溜まっている）
水疱内出血があり，水疱底では自然治癒が進行している

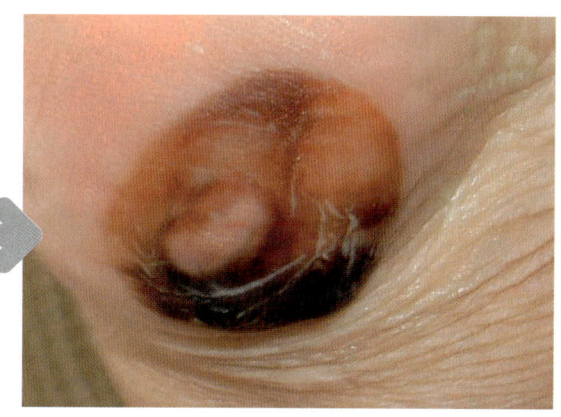

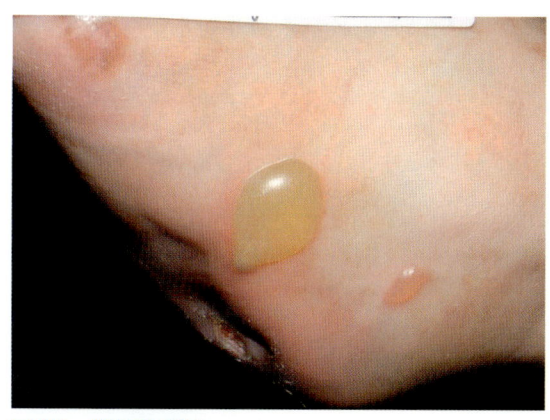

図 25 類天疱瘡①
高齢者の褥瘡治療中，よく間違えられる水疱に類天疱瘡がある。注意が必要である

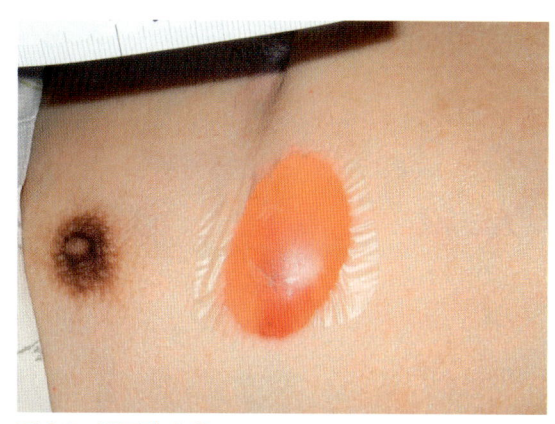

図 26 類天疱瘡②

02 出血

第 1 章 22、34ページ

要点 point

I 出血は圧とずれが影響している（図27〜32）。
II 出血場所や状態により、その原因を推測することができる。

解説 commentary

(1) 肉芽組織面の出血

　肉芽組織は出血しやすいので、不適切な圧やずれが加わると容易に出血する。また軟膏の影響も受けやすい。創面の出血の形態や性質により、どのような圧やずれが加わったかがわかる。

　直線的な出血であれば、オムツの辺縁やパンツのひもなどがくい込んだことを示す。べたっとした出血は創面に置かれたガーゼかドレッシングの出血による場合が多い。

(2) 創底の出血

　創底の出血は稀だが、ポケットや深い創内に不適切なガーゼの詰め込みをされた上に、圧とずれがかかったときに起きる。辺縁の組織が創内に押し込まれたときにも起きる。

　遅延型（外力介在型）ポケットが圧とずれによるものと理解せず、ケアを改善させないまま陰圧閉鎖療法を行うケースが多く、その結果、創内に装着したスポンジと装着機器などの圧と陰圧のために起きる創底出血がみられる。

(3) 創辺縁の出血

　　創辺縁の出血は、創内とともに創辺縁までの広い範囲に圧とずれが加わったもので、多くの場合、辺縁組織の壊死を伴う出血で、皮膚の部位は黒褐色となる。体位変換や背上げなどにより体重がかかった場合か、あるいは不適切な用い方をしたポジショニングクッションなどによる圧とずれによって発生する。

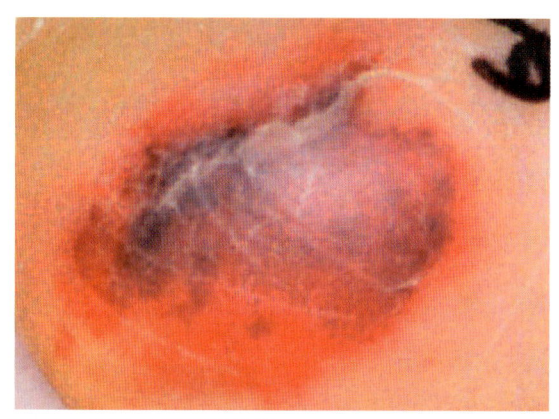

第 2 章　押さえておきたい基礎知識

図 27　出血を伴う炎症①

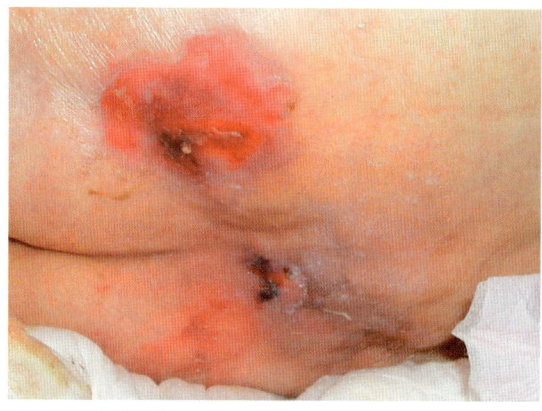

図 28　出血を伴う炎症②

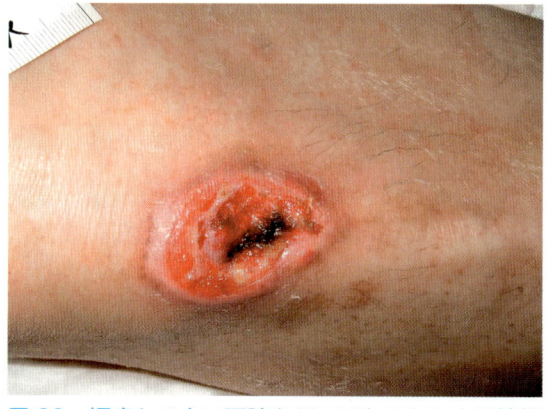

図 29　褥瘡ケア中に下肢をぶつけたことによる線状の深い出血
褥瘡ケアの不注意が考えられる

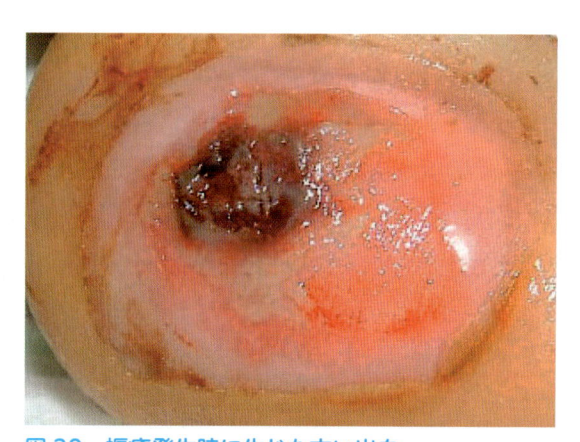

図 30　褥瘡発生時に生じた古い出血

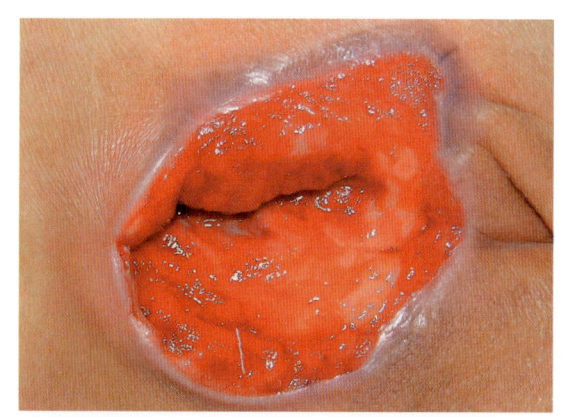

図 31　背上げによる圧とずれのために深部に生じた出血

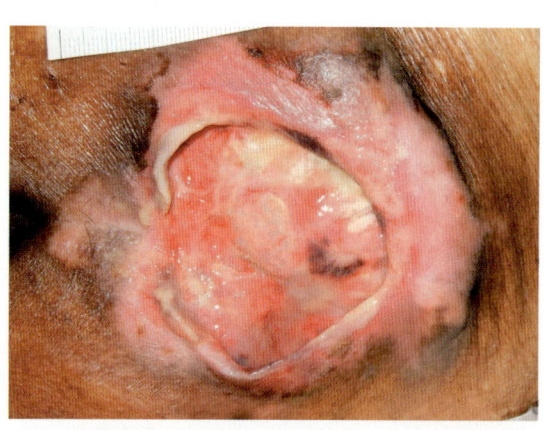

図 32　褥瘡ケア中に外力が加わったことによる出血
辺縁とともに創底にも出血と圧迫症状がみられる

03 ポケット

要点 point
Ⅰ ポケットは発生メカニズムから考えると 2 種類ある。
Ⅱ 遅延型ポケットは褥瘡ケアが悪いために発生したものである。

解説 commentary

(1) 初期型ポケット（壊死組織融解型ポケット）　　第 1 章 20ページ

褥瘡初期に生じるポケットで、砂時計状の壊死が融解した後にできる空間である（図33）。

融解前に壊死組織があったスペースを上からみるとポケットになっている。これは創傷治癒の流れの中でできたものであり、初期型ポケットの流れを止めることも予防することもできない。

その状況は、エコーあるいは CT で、骨付近の壊死組織が異常陰影として認められる（図34）。

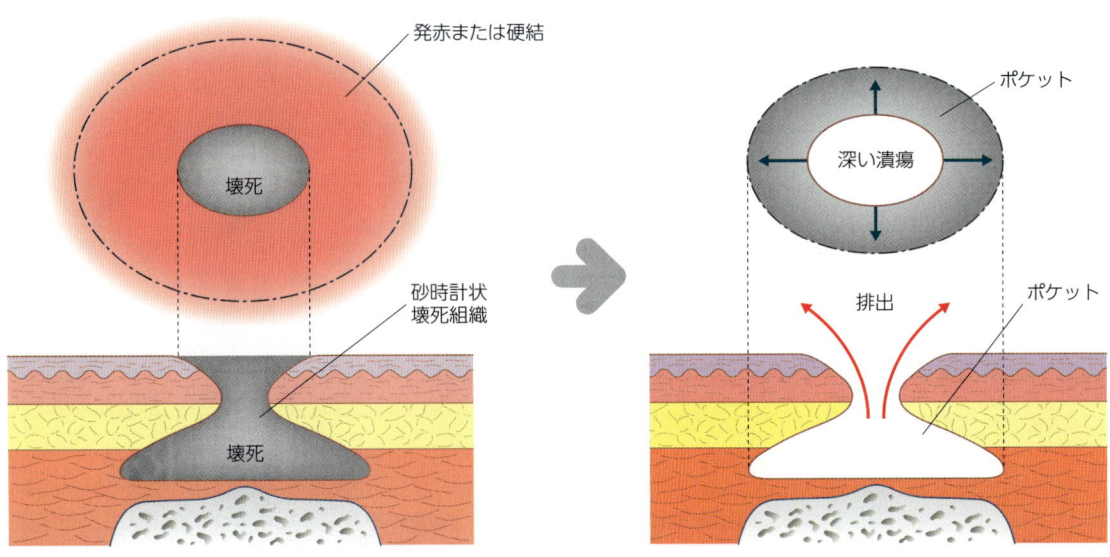

図 33　初期型ポケットの発生メカニズム

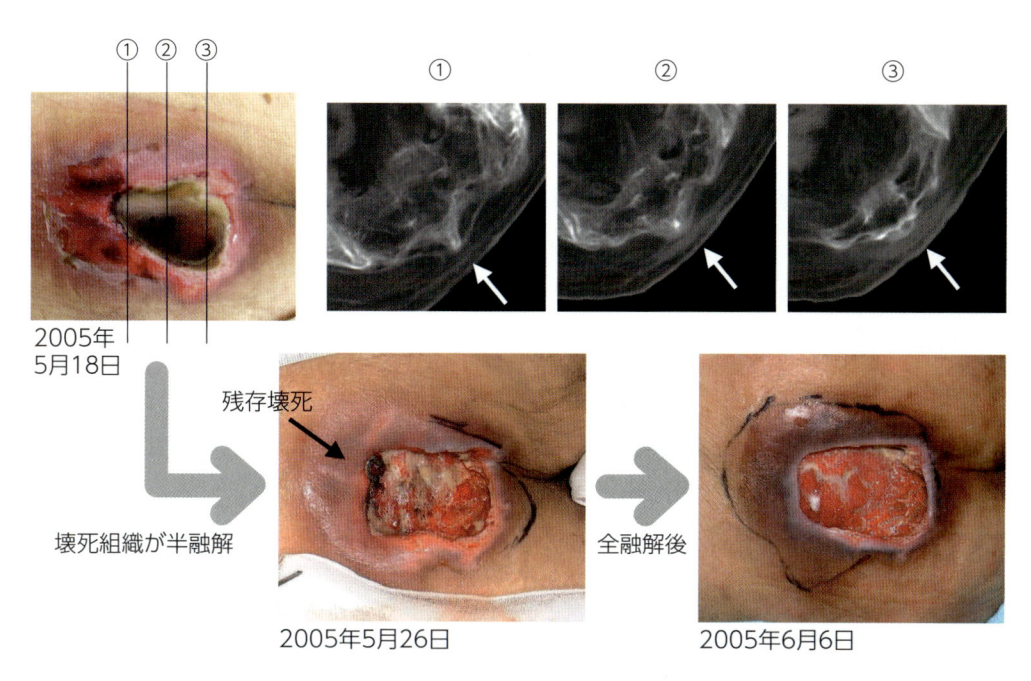

図34 深部から見た初期型ポケットの形成機序

初期型ポケット。左側の写真は2005年5月18日の臨床写真で，表層には厚い壊死組織が存在する。右側は同日に撮ったCTで，骨の近くに異常陰影が広がっている。異常陰影がこれだけ濃く広がっているので，壊死組織が融解・排出されると初期型のポケットを形成することが推定された。事実，8日後には，壊死組織の一部分が排出されたところがポケット状になっており，壊死が残っているところはポケットになっていない。その11日後には，ほとんどの壊死組織が融解・排出され，典型的な初期型のポケットが発生している。これが初期型のポケットの典型的な経過であり，その発生メカニズムを示すエビデンスである

(2) 遅延型ポケット（外力介在型ポケット）

第1章 21ページ

　褥瘡治癒経過の中期、後期に生じるポケットで、外力によって起きる組織の移動と骨突出による圧迫の複合によってできるポケットである。したがって、この遅延型ポケットの方向は必ず骨突出の方向に向かっている。遅延型ポケットの原因となる外力は、主として体位変換や背上げしたときの圧やずれであり、褥瘡ケアと深くかかわっている。遅延型ポケットの特徴は、ポケットが存在するところ以外の創辺縁は創底に密着し、治癒傾向を示していることである（図36〜38）。

　遅延型ポケットは、その発生する前の状態により2つの経過に分けられる。ひとつは、すでに初期型ポケットが発生していて、その後、外力が加わり初期型ポケットが変化・移行して発生した継続性遅延型ポケットである。もうひとつは、初期型ポケットがない深い褥瘡があり、ここに外力が加わってできた新規性の遅延型ポケットである。

〔症例〕大転子部のポケットはなぜ治らない

　大転子部のポケットが治りにくいのは、体位変換の際に下肢を動かすことが多いので大腿筋膜と軟部組織の間にずれが働くからである。この大転子部のずれの事実を、在宅で行ったポケット切除術の写真で示す。下肢を鼠径部で大きく曲げたときに大腿筋膜と皮膚軟部組織に大きなずれができることを示している（図35）。

　遅延型ポケットのメカニズムは体位変換や背上げによるものであり、ゆえに、看護・介護によって予防できるポケットである。遅延型ポケットを治癒させるには看護・介護の努力で外力を排除しなければならない。遅延型ポケットは手術をして、ずれが発生しやすい部位の軟部組織を切除し、その辺縁の組織を大腿筋膜に固定しておくことが望ましい。

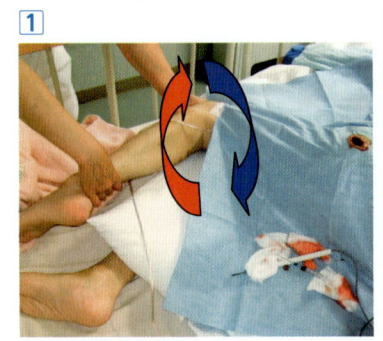

図35　下肢を動かすことによる大転子部のずれ
大腿筋膜と皮膚とのずれが遅延型ポケットをつくる

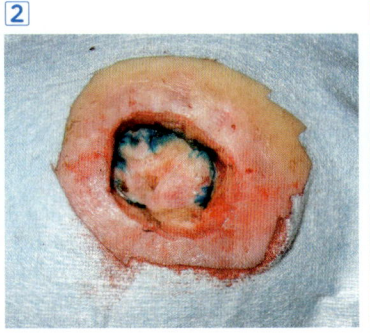

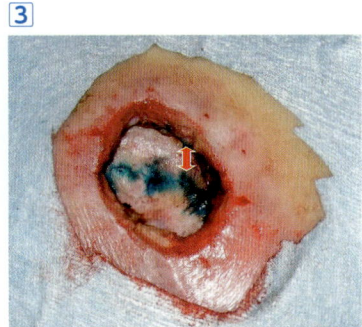

2で創辺縁に沿って付けたマーカーが、3では創の中央部までずれにより移動している

第2章 押さえておきたい基礎知識

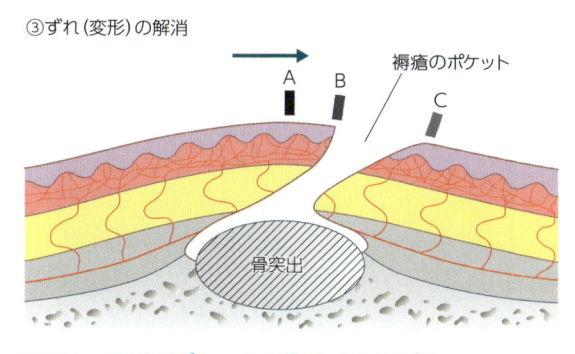

①負荷のない状態

②ずれと圧迫

③ずれ(変形)の解消

図36 遅延型ポケットの発生メカニズム

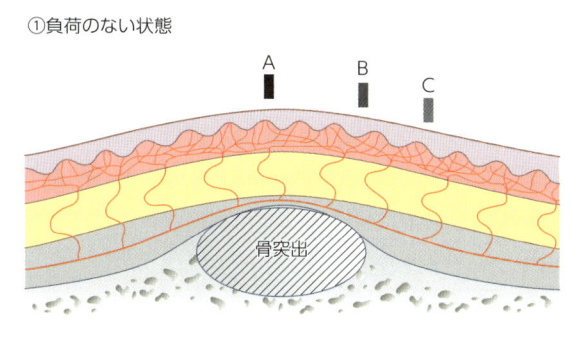

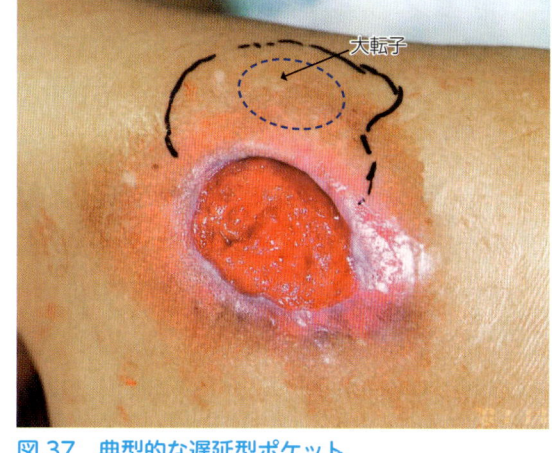

図37 典型的な遅延型ポケット
遅延型ポケットの方向は大転子に向かっている。ポケット以外の創辺縁は創底に密着し、すでに治癒傾向がみられる

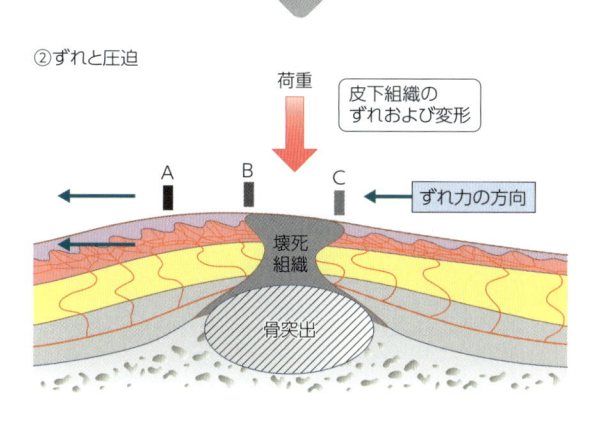

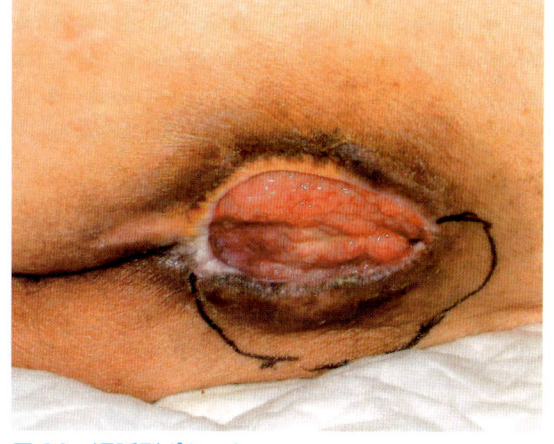

図38 遅延型ポケット
原因は体位変換時の皮膚のずれによる

(3) サンドウィッチ型壊死（潰瘍）

第1章 23ページ

　褥瘡の発生の際に砂時計状の壊死が起きるが、中央のくびれ部分（軟部組織中間層）に外力の影響を受けなかった場合、表層の壊死組織と深層の壊死組織との間に正常組織が残り、この上下の壊死組織は完全に2分化される。これがサンドウィッチ型壊死である（図39）。臨床経過は、表面の褥瘡のみ現れ認識されるが、深層の壊死組織は融解し、隠れたままである。しばらくして浅く思われた褥瘡創面の真ん中に突然、壊死組織が出現し驚かされる。この壊死組織の原因が外からの圧やずれでない証拠に、創の周辺に圧迫のために起きる症状がまったくない。そして、この真ん中の壊死組織が徐々に厚くなり、ついには下層の壊死組織とつながり下層の融解壊死組織が排出される（図40）。この変化は、家族および本人からすると、ケアが悪いために褥瘡が深くなり悪化したものと見られやすい。実際、外国では訴訟となったこともある。また、医療従事者もこのような臨床経過があることを知っていないと、なぜこのように褥瘡が悪化し、深くなったのかわからず悩むことになり、深刻な問題ともなる。

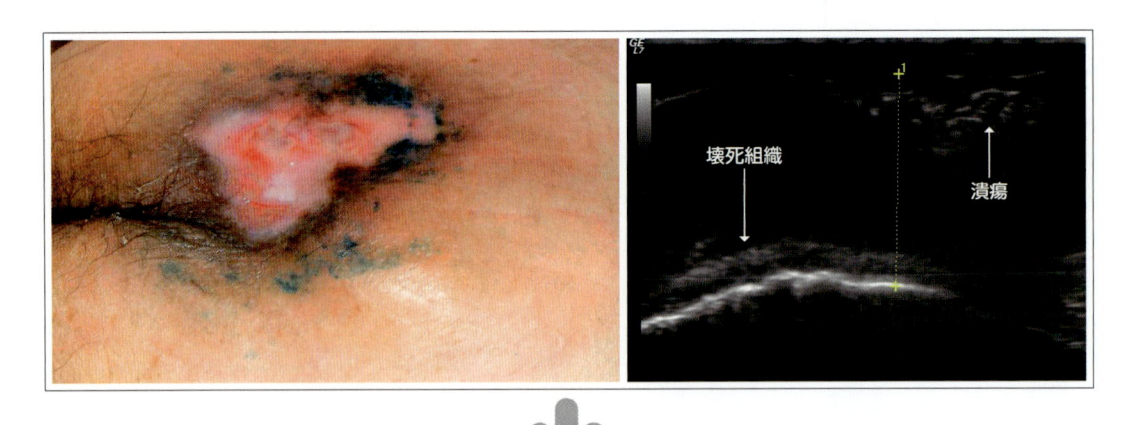

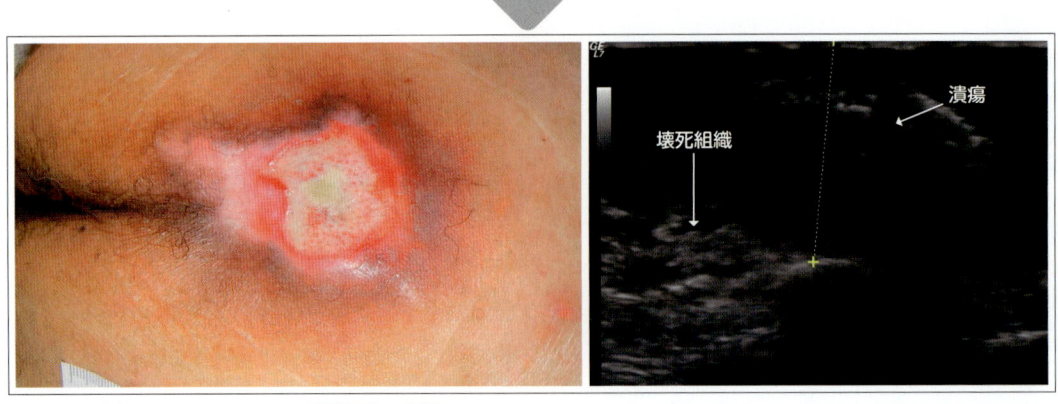

図39　典型的なサンドウィッチ型壊死の症例
浅い褥瘡と思って治療中、約1か月後に突然創の中央部に壊死が出現した（左上）。エコーを撮ったところ、表層と骨突出部の両方に異常陰影を認めた（右上）。その後、9週間後に上下の壊死が開通した（下）。左側の写真は創の正面像で、右側のエコーは断面像である。ここで注目すべきは表面に現れた潰瘍（褥瘡）と深部にある壊死組織がずれた位置に存在することである。この位置のずれこそが合力によって褥瘡が表層部と深部に同時に発生することを示している（41ページ第2章：図5参照）

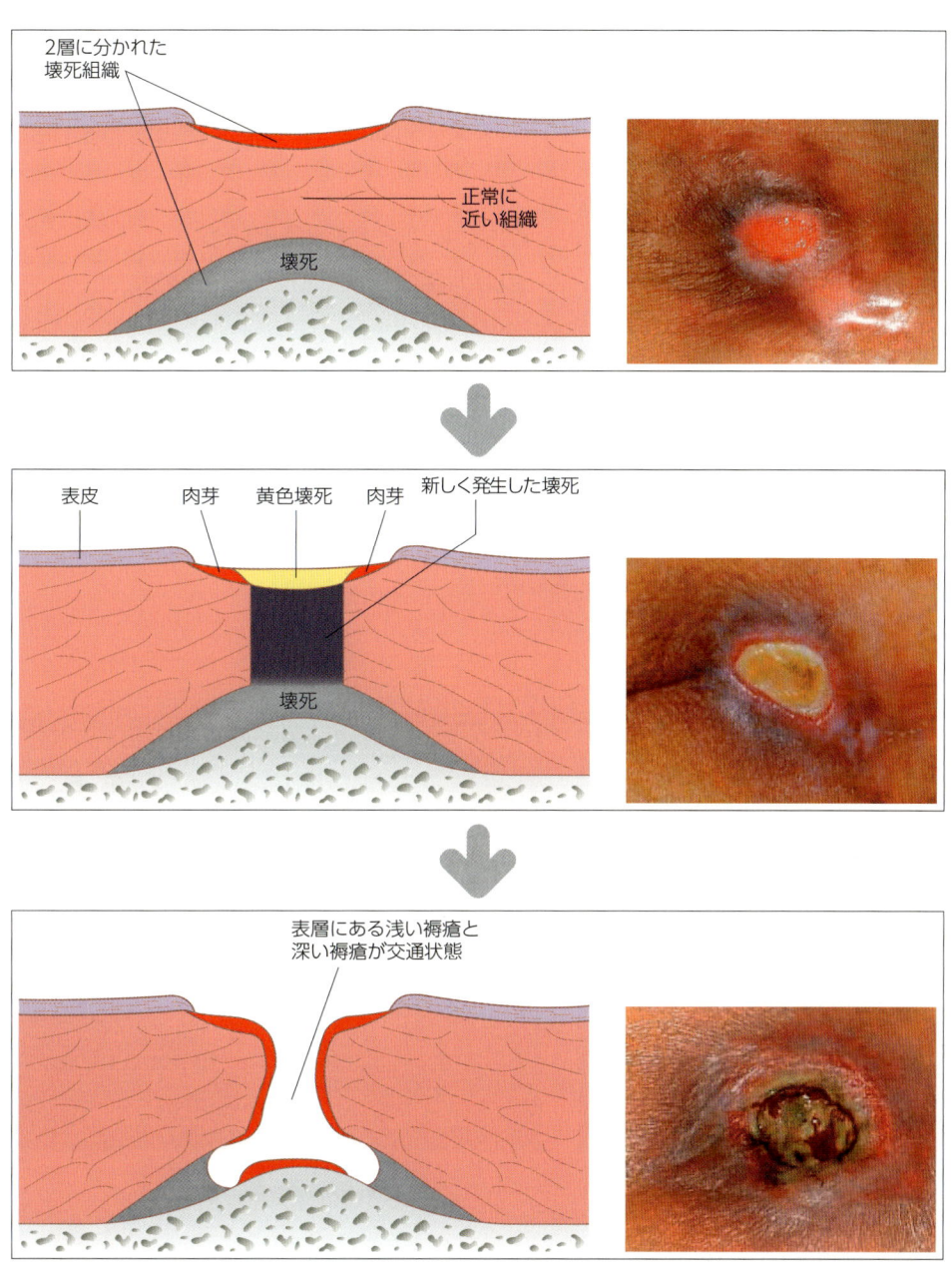

第2章 押さえておきたい基礎知識

図40 典型的なサンドウィッチ型壊死の症状の変化と形成メカニズム

04 創面の段差

第1章 17、106ページ

要点 point

I 創面の段差は2種類あり、そのメカニズムによって初期型段差（壊死融解型段差）と、遅延型段差（外力介在型段差）に分類される。
II 遅延型段差をここでは発生メカニズムから水平型キッシング潰瘍という。
III 「褥瘡内褥瘡」は特に定義されていないが、創内の遅延型段差を指すといえる。

解説 commentary

(1) 初期型段差（壊死融解型）

壊死組織が融解した後にできる創面の段差である。外力が組織内に到達したときには不均一に損傷を起こすので、その損傷の深さの違いによってできる段差である。これに対しては、通常の潰瘍の治療を行えばよい（図41～43）。

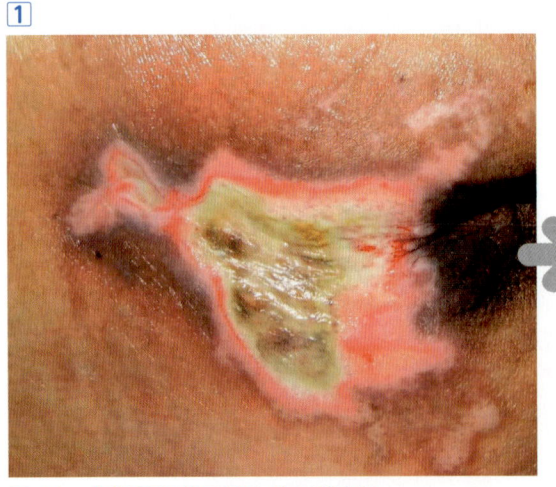

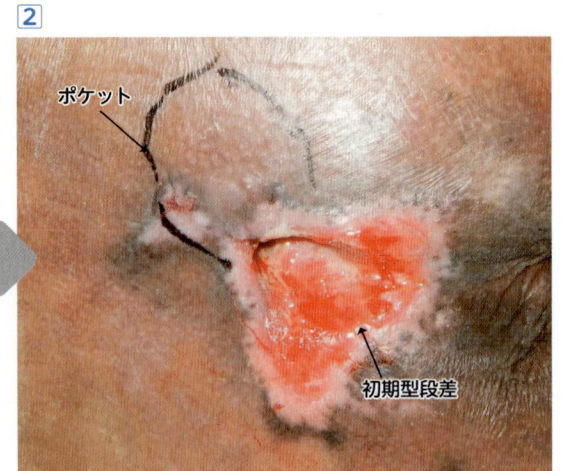

図41 初期型段差の発生前と発生後

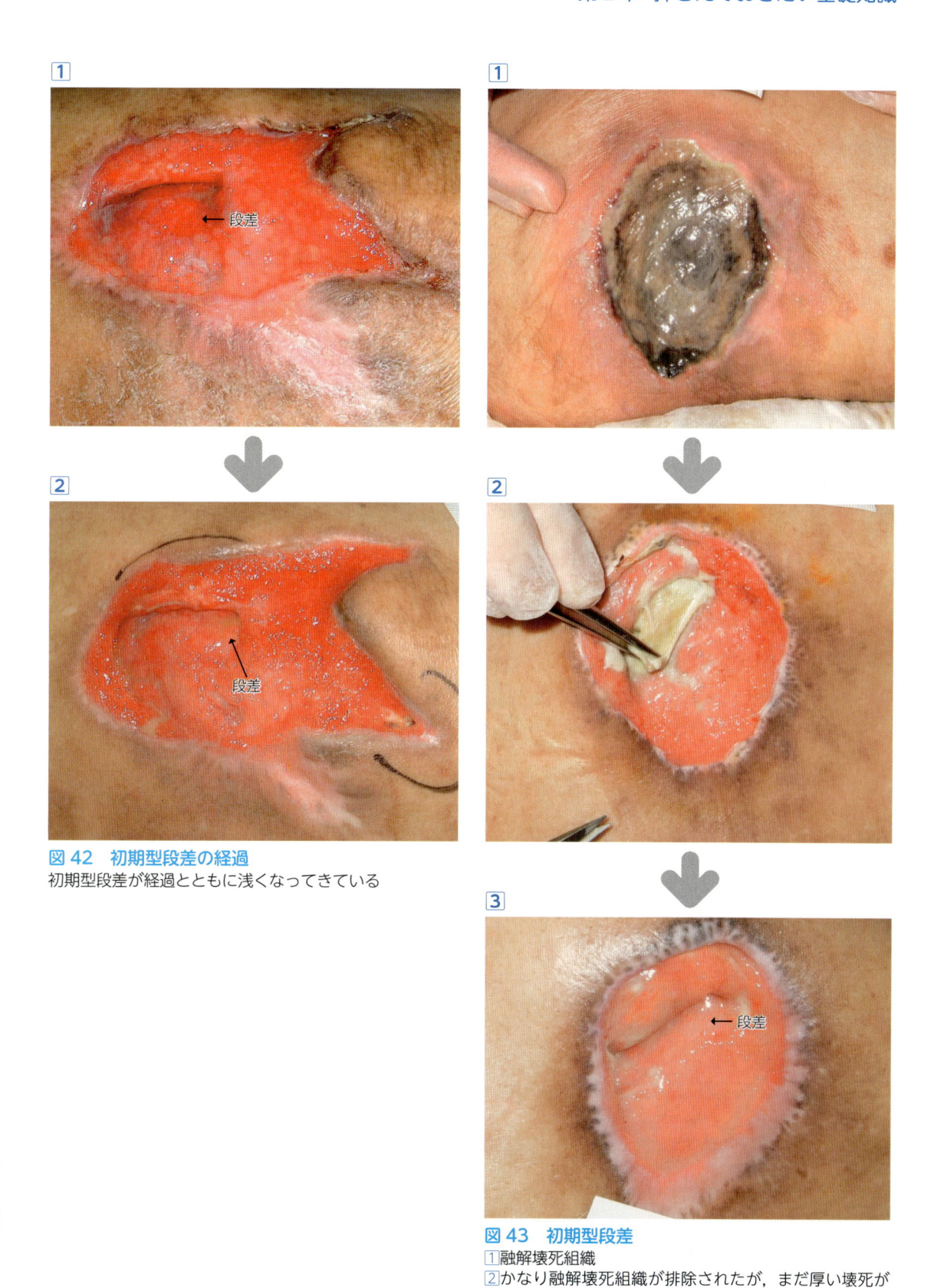

第 2 章 押さえておきたい基礎知識

図 42 初期型段差の経過
初期型段差が経過とともに浅くなってきている

図 43 初期型段差
1 融解壊死組織
2 かなり融解壊死組織が排除されたが，まだ厚い壊死が残っている
3 壊死組織が完全に除去されると初期型段差が残った

(2) 遅延型段差（外力介在型段差）（図 45 〜 47）

褥瘡の創傷治癒過程の中期あるいは後期に、体位変換によって起きたものである。すなわち、体位変換の際のずれによって、辺縁組織がずれ、それが創面内に移動し創面を圧迫するために起きた段差であり、体位変換の方法を変更し、注意深く行わなければ治癒しない。

尾骨部に深い段差が発生したり悪化して治癒しないのも、このメカニズムによるものである。すなわち背上げ、あるいは車椅子で使用するクッションの不適切、あるいは姿勢の崩れの放置によるもので、ほとんどがケアの方法に問題があるため起こる。

遅延型段差は、発生メカニズムからは「水平型キッシング潰瘍（horizontal kissing ulcer）」ということができる。

① 遅延型段差（水平型キッシング潰瘍：horizontal kissing ulcer）発生メカニズム

圧とずれによって辺縁の組織が潰瘍内に移動しお互いの創面が擦れ合ったり、圧迫し合ったりする（kissing）ためにできる創面の段差である（図 44）。

創の辺縁が、体位変換の際に創面内にずれてきて（移動し）、創面を圧迫して段差をつくる。その移動のメカニズムは図に示す通りである。体位変換が原因であることが多い。

遅延型段差を治療するためには、体位変換の際マルチグローブを使用して両前腕の上に褥瘡部を乗せて、両前腕を手前に引き寄せる。患者に優しく、ケア供給者の腰を痛めない体位変換をするとよい（106 ページ［第 2 章］参照）。

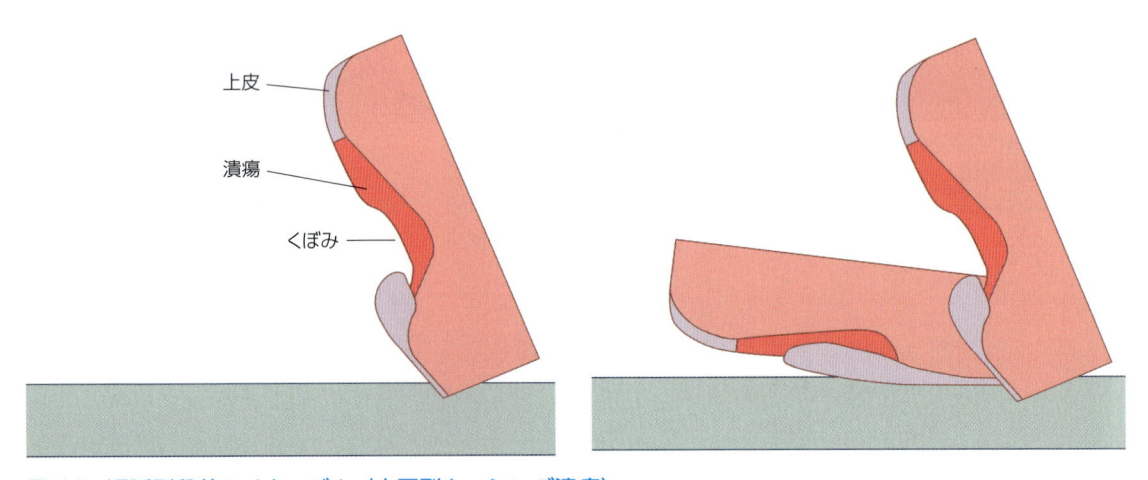

図 44　遅延型段差のメカニズム（水平型キッシング潰瘍）
体位変換の際に創辺縁の組織が創内部に入り込み，創面を圧迫するために遅延型段差が生じる

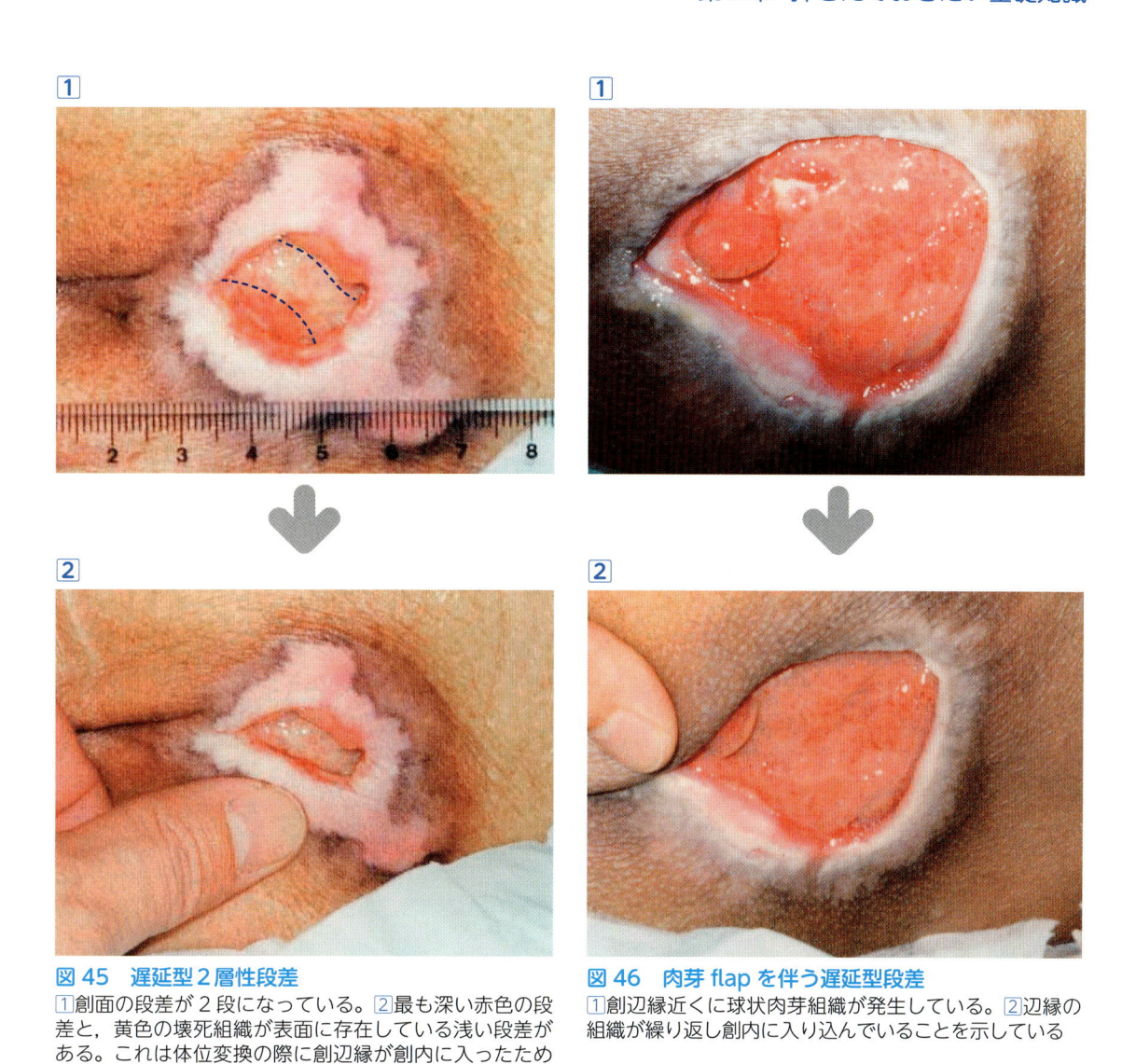

第 2 章　押さえておきたい基礎知識

図 45　遅延型 2 層性段差
1創面の段差が 2 段になっている。2最も深い赤色の段差と，黄色の壊死組織が表面に存在している浅い段差がある。これは体位変換の際に創辺縁が創内に入ったためである。入る度合いの違いがあることを示す

図 46　肉芽 flap を伴う遅延型段差
1創辺縁近くに球状肉芽組織が発生している。2辺縁の組織が繰り返し創内に入り込んでいることを示している

図 47　尾骨部の深い段差
尾骨部は背上げの際に圧とずれがかかるところで深い段差をつくってしまう

②裂隙（垂直型キッシング潰瘍：vertical kissing ulcer）（図 48 〜 51）

　発生メカニズムから考えると、裂隙は垂直型のキッシング潰瘍といえる。皮下組織が厚い部位、特に臀裂部や坐骨部で裂隙の状態となった褥瘡はなかなか治癒しない。これは、両方の厚い創壁（潰瘍面）が垂直方向にお互いにずれ合って生じた、垂直型キッシング潰瘍である。

　体位変換の影響を少なくするために、テープ固定やウレタンフォーム固定をして治癒した症例もある。現在最も治る可能性があるのが、マルチグローブを使用して行う"褥瘡と人に優しい"体位変換法である（106 ページ［第 2 章］参照）。

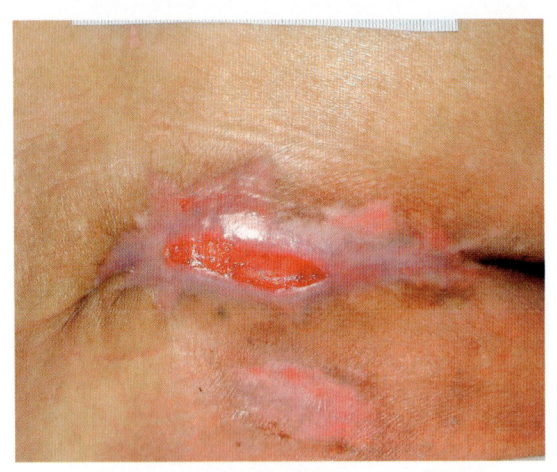

図 48　典型的な裂隙（垂直型キッシング潰瘍）

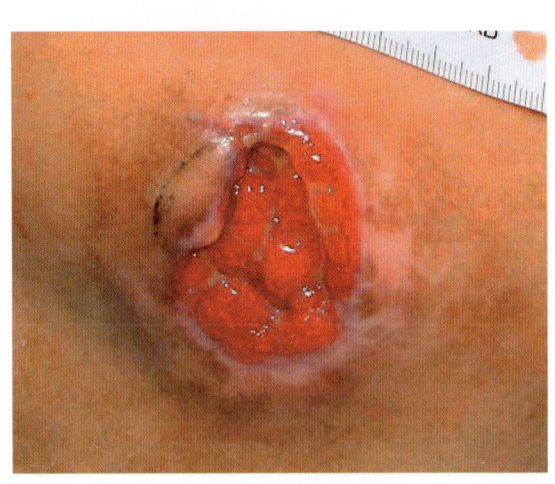

図 49　肉芽塊を伴う深い褥瘡（垂直型キッシング潰瘍）

第2章 押さえておきたい基礎知識

1

2

3

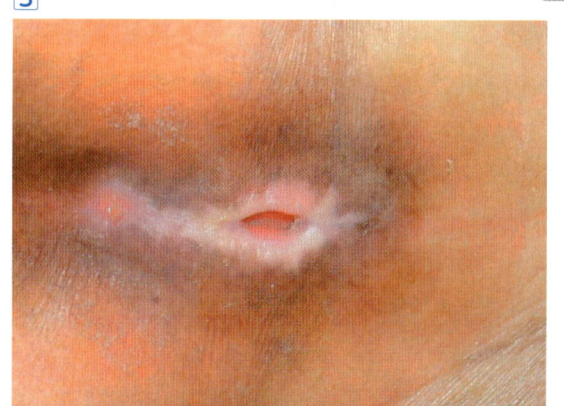

図50　尾骨部からの深い褥瘡から裂隙に至る経過
かなり長期間治癒していない

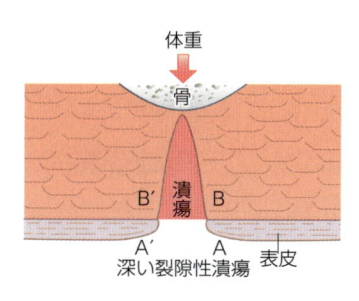

図51　裂隙の発生メカニズム

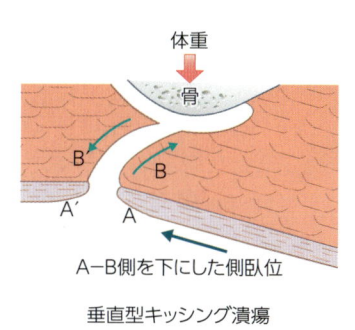

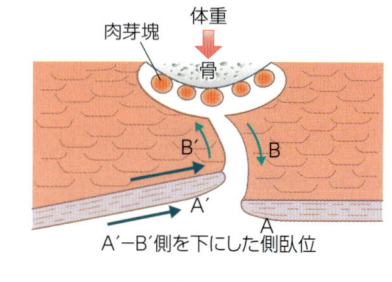

垂直型キッシング潰瘍

肉芽塊を伴う垂直型キッシング潰瘍

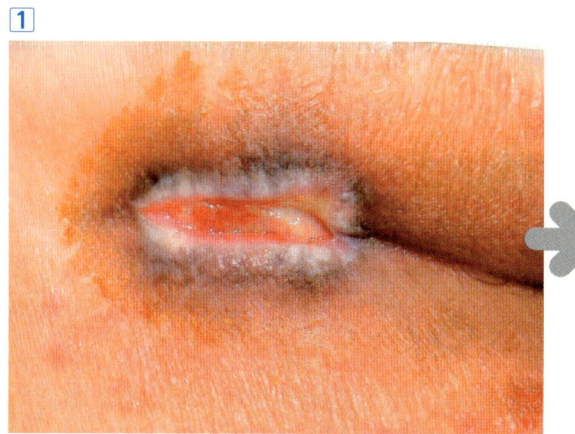

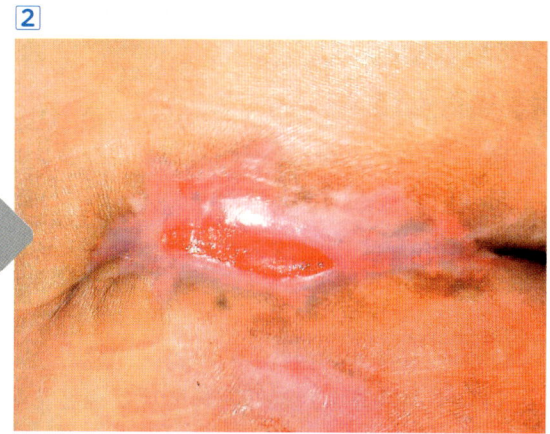

5. さまざまな肉芽組織

第1章 18ページ

要点 point

Ⅰ 褥瘡の治療経過中は軟膏、ドレッシング、栄養、物理的要因も加わっていろいろな肉芽が出現する。
Ⅱ この肉芽の変化をみて褥瘡ケア・治療の反省を行う。

解説 commentary

(1) **不良肉芽**：表層の肉芽層が浮腫性となり、細菌や炎症性細胞が存在している。壊死に陥り、感染を起こした骨や腱壊死組織の周辺によく出現する（図52）。
〔改善方法〕壊死組織を除去する。抗菌剤の局所投与を行う。
(2) **良性肉芽**：創傷治癒を妨げるものがない環境において生じる肉芽組織。表層は新生した微小血管を含んだマトリックスの多い層で、下層は細胞成分が多く、一部膠原線維がある層である。この2層がバランスよく存在しているのが良性肉芽組織である。成熟した肉芽組織には線維芽細胞や筋線維芽細胞が集まっており、創収縮が起きる正常の機能をもっている（図53）。

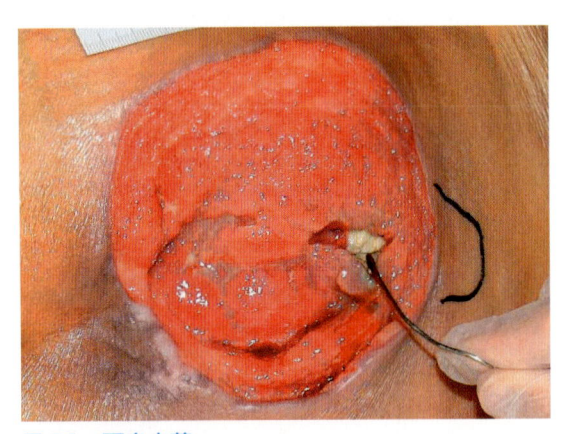

図52 不良肉芽

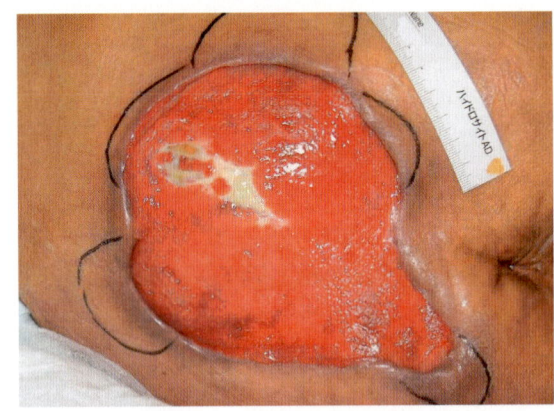

図53 良性肉芽

(3) 浮腫性肉芽（図54）：これは不良肉芽と区別すべきものと考えている。特にゲーベン®クリームやフィブラスト®スプレーを用いたときに起きるが、表面に新生の微小血管とマトリックの層が厚くなっており、そこには線維芽細胞や炎症性細胞は出現していない。不良肉芽とは異なり、炎症性細胞や細菌が存在しない。
〔改善方法〕ステロイド軟膏あるいはユーパスタ®、カデックス®軟膏を4～7日間使用する。
(4) 過剰肉芽（図55）：浮腫性肉芽が創面の高さ以上に盛り上がったものである。ここに圧やずれが加わると過剰肉芽がflap状や肉芽塊となる。ときに創外に突出する場合がある。
〔改善方法〕切除する。
(5) 肉芽塊（図56、57）：軟部組織が厚い部位の褥瘡によくみられる。深部の骨突出の付近でflap状となった肉芽が、さらに圧とずれで"こねられ"て、マリモ状（球状肉芽塊）となったもの。これは圧とずれがかなり長期間加わった証拠である。
〔改善方法〕圧とずれの排除を行い、その後、切除すると良い。放置しておいても吸収される。

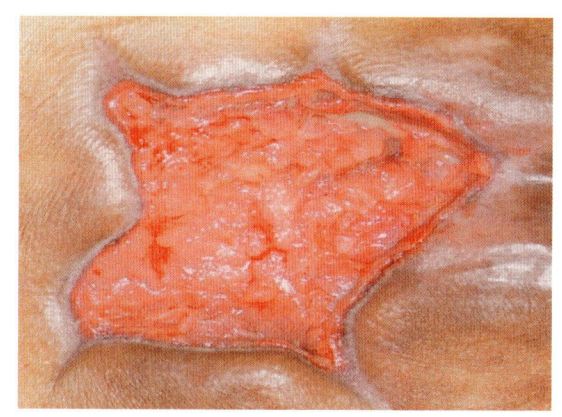

図54　浮腫性肉芽

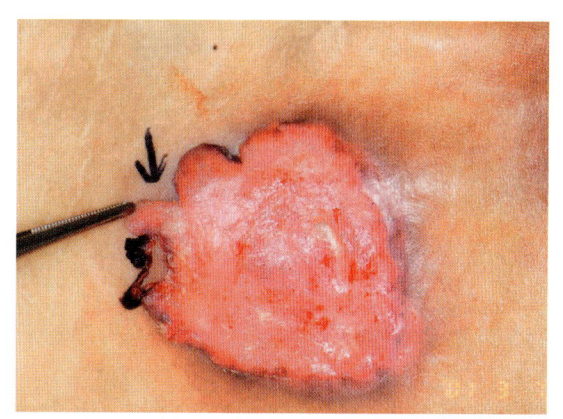

図55　過剰肉芽

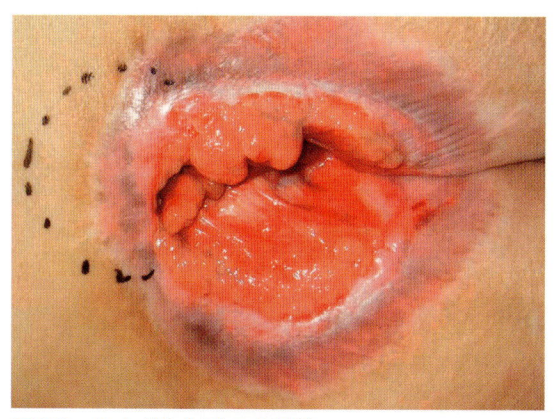

図56　さまざまな形の肉芽塊

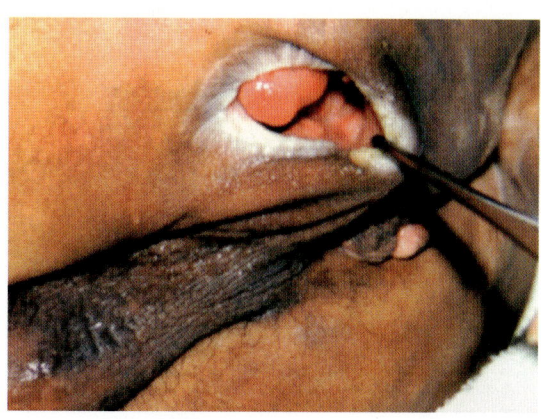

図57　球状肉芽塊

(6) 擦過肉芽創（図58）：通常の肉芽形成があるところに、周辺の辺縁組織などが繰り返し肉芽組織の表面を擦ったり、圧迫したため肉芽組織の表層が破壊され、下部の膠原線維が露出している状態（80ページ第2章参照）。

〔改善方法〕圧とずれを排除する。

(7) 肉芽出血（図59）：肉芽組織上の出血は、ほとんどが圧かずれによるものである。ガーゼによる出血が最も多い。次いで患者の上方移動や背上げ、体位変換によるものであり、注意が必要である。

〔改善方法〕圧とずれの原因をつきとめ、改善を行う。

(8) その他の肉芽：ポリウレタンフィルムによる特殊な肉芽の成長（図60）。

〔改善方法〕：ポリウレタンフィルムを正しく使うと非常によい効果が得られる。

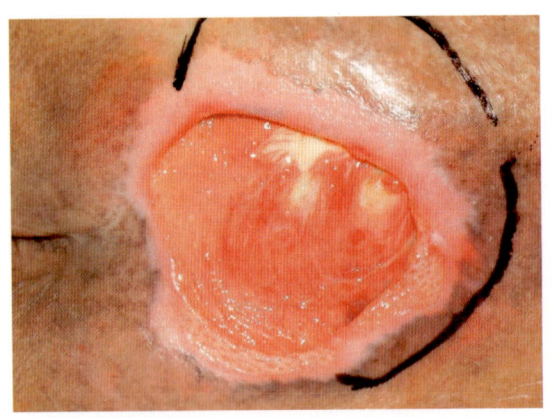

図58 擦過肉芽創

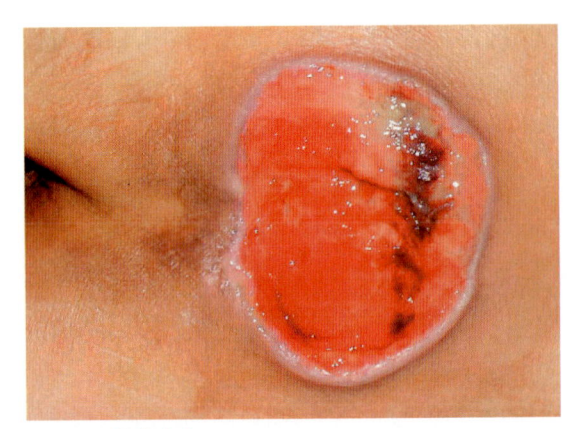

図59 肉芽出血

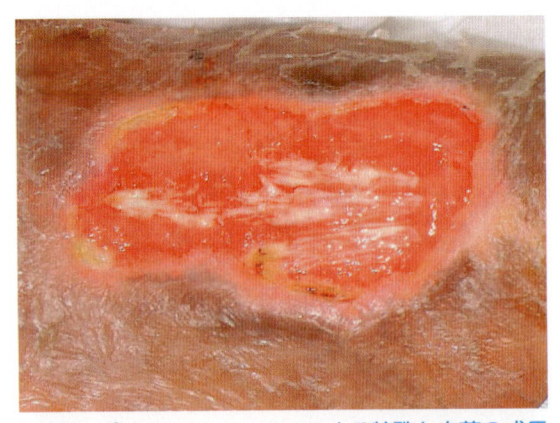

図60 ポリウレタンフィルムによる特殊な肉芽の成長
通常は腱の上に肉芽がみられないが、ポリウレタンフィルムを使用することにより、薄い肉芽の層が成長し、腱を覆ってくる

6. 組織から見た肉芽の変化

　本書は、褥瘡の状態を創面からアセスメントすることの重要性を述べるとともに、実際の創面写真を使ってその臨床像を解説している。ここで少し角度を変えて、褥瘡を組織像から見た場合にどのようになっているかを、著者らが行った研究から紹介することとする。

　研究は、褥瘡ケアには、圧とずれが繰り返し加わった創面における肉芽組織の変化が特に重要であることから、これを中心に行っている。結果、病理学的に肉芽組織を診断すると、良性肉芽と不良肉芽の2種類しかなかった。一般臨床的にはこれで十分であるが、創傷医学分野としては不十分と考えられる。実際にはさまざまな肉芽の変化が、それなりの組織学的変化として現れていることから、これを機に分類を試みる必要があると考えている。

　なお、本項の内容については、共同研究者である病理医、木村鉄宣医師（札幌皮膚病理診断科）とともに著したものであることを特記しておく。

01 真皮残存の浅い潰瘍の表皮形成

第1章 29ページ

要点 point

Ⅰ ワセリン系軟膏は表皮形成の速度は速いが、新生表皮の下には幼若な肉芽層が残っており、化学的・物理的な刺激に弱いことを示している。

解説 commentary

〔総合診断〕

Half side study としての donor site の一部分に塗布した軟膏1（ワセリン系基剤の軟膏）は滲出液も少なくなっており、すでに表皮形成が完了しているなど、最も表皮形成が速い。しかし新生表皮の下には幼若な肉芽層が残っており、化学的または物理的刺激に弱いことを示している。5の部位に使用した軟膏（クリーム系）は表皮形成が臨床的にも組織学的にも表皮形成が完了しておらず、治癒が遅い（図61）。

第2章 押さえておきたい基礎知識

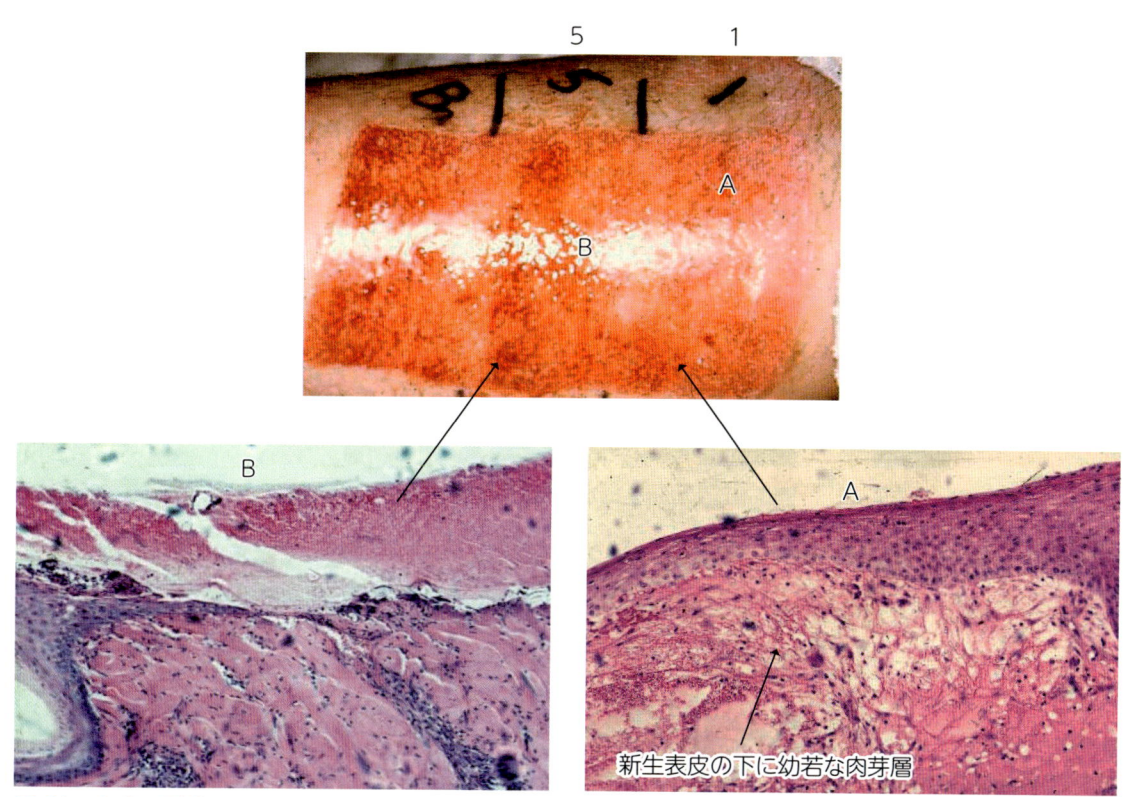

図61 表皮の形成
(臨床写真)
採皮後の donor site は軟膏などの効果の比較をする際（half side study）に最適である。一定の厚さで採皮し（17／1000inch），その部位を分け，異なった軟膏効果の比較研究を行った。研究開始後7日であるが，はっきりと表皮形成の程度の差が出ている。写真の1の部位（ワセリン系の軟膏を使用）はすでに表皮形成が完了しており，滲出液はなくなっている。5の部位（クリームを使用）はまだ表皮形成が完了していない
(組織像)
A：ワセリン系軟膏使用
すでに創面は薄い新生表皮で覆われている。この新生表皮の下には幼若肉芽層がある。これは臨床的に非常に脆弱であることを示している
B：クリーム使用
創面の全体はまだ新生表皮で覆われていない。毛胞辺縁から新生表皮が伸び始めている像である

02 乾燥創面と湿潤創面における表皮形成の違い　第1章 16ページ

要点 point
I 創面は湿潤にしたほうが表皮の伸びは速い。
II 湿潤面と乾燥面とでは組織学的に新生表皮の伸び方も異なる。

解説 commentary
I 創面をポリウレタンフィルムやワセリン系の軟膏で覆うと創傷治癒は速い。一方、滲出液を吸収するカーボワックス系の基剤では創治癒を遅らせる。特に滲出液を積極的に吸収するポビドンヨードシュガーなどは浅い創面に用いるべきではない（化学的乾燥を起こす）。
II 湿潤面と乾燥面とでは新生表皮の伸び方、ならびに速さが異なる。湿潤面では新生表皮はoriginal創面直上、あるいはfloatingしたような伸び方をする。乾燥創面では壊死組織と生存組織の間を見つけながら伸びる。

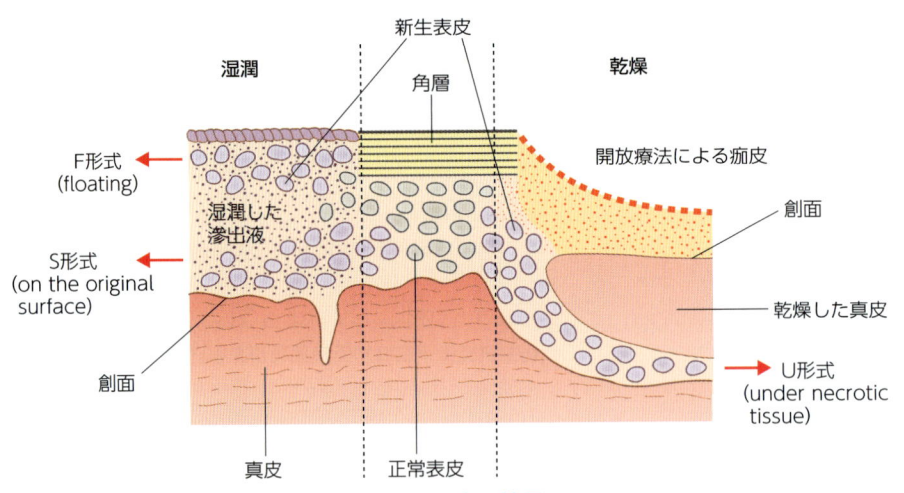

図62　湿潤状態と乾燥状態における表皮形成の差異
創面を湿潤にしたときと乾燥したときの典型像を示す。要約すると新生表皮の伸びは湿潤創面のほうが速い

第2章 押さえておきたい基礎知識

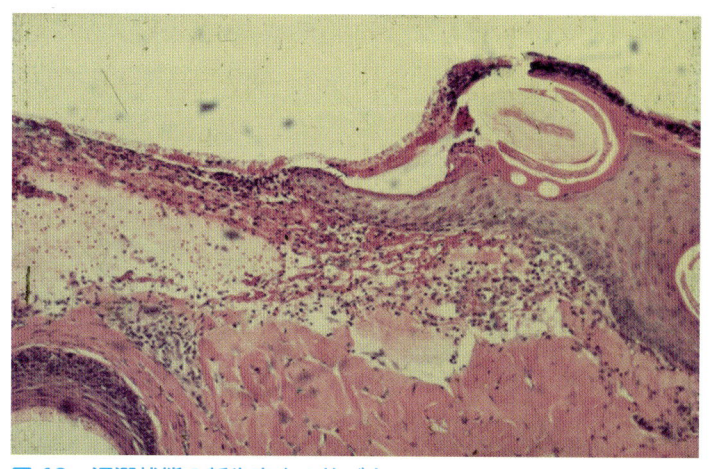

図 63　湿潤状態の新生表皮の伸び方
毛胞辺縁から新生表皮が floating 状に伸びている。このような状態は湿潤面の組織像にだけみられる

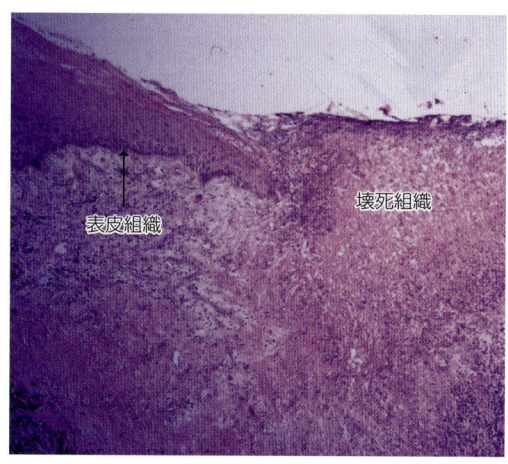

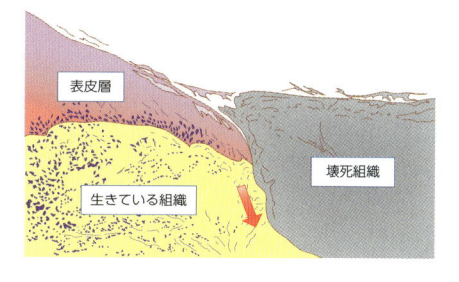

図 64　乾燥状態の新生表皮の伸び方
乾燥し，表面に薄い壊死のある場合の表面での新生表皮の伸び方。新生表皮は壊死に陥った組織と生きている組織の間に伸びていく

03 バイオロジカルドレッシング、フィルムドレッシングおよび放射線皮膚潰瘍

第1章 33ページ

要点 point

Ⅰ バイオロジカルドレッシングや高機能タイプのドレッシング材を使用したときの新生表皮の伸び方は湿潤創面と似ているが滲出液は少ない。

Ⅱ 放射線皮膚潰瘍は表皮が異常に厚く、創収縮が起きる可能性がないため、保存的治療だけではほとんど治癒しない。

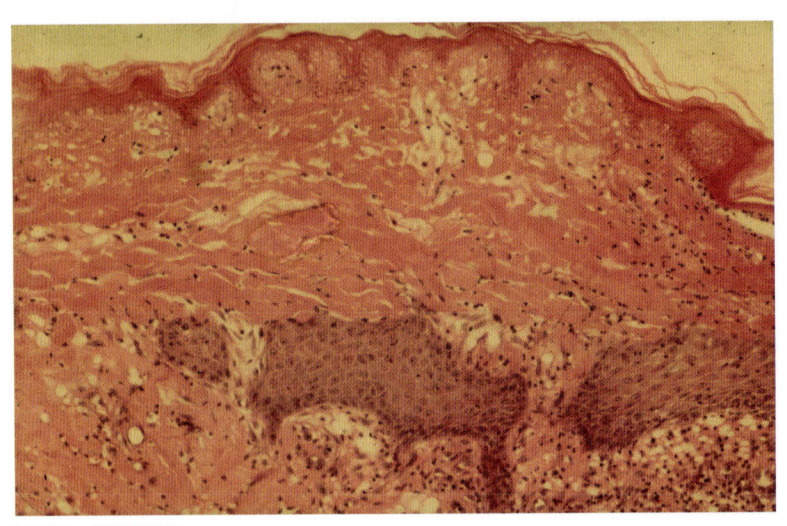

図65 新生表皮
凍結乾燥豚皮下の新生表皮の伸び方。湿潤創面と似ているが，original 創面と新生表皮，豚皮の間に滲出液が少ない。これは死んだ水疱膜を残して治療したとき（バイオロジカルドレッシング）や高機能タイプのドレッシング材を使用したときの組織像に似ている

〔治療〕

広範囲に潰瘍ならびに硬化部位を切除し、植皮または flap で覆う以外に治療方法はない。保存的治療のみでは治る可能性は非常に低い。

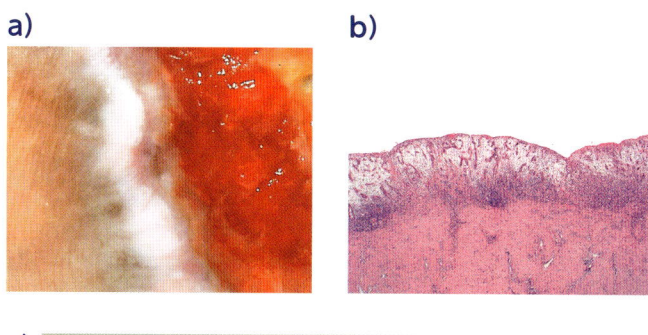

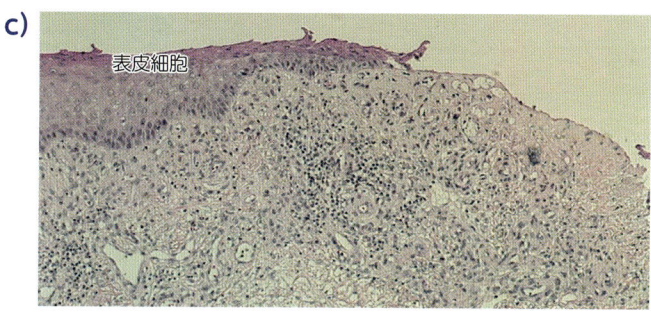

図66 肉芽組織の辺縁の組織

a) 肉芽創面の臨床写真
透明なところは新生表皮である。その辺縁に近い白くなった表皮は，新生表皮がすでに角層をもっており，その角層が浸軟した状態である
b) 創面中央の肉芽組織（通常の急性期肉芽組織）：肉芽組織表層にフィブリン膜がない
c) 創辺縁の新生表皮が伸びているところ

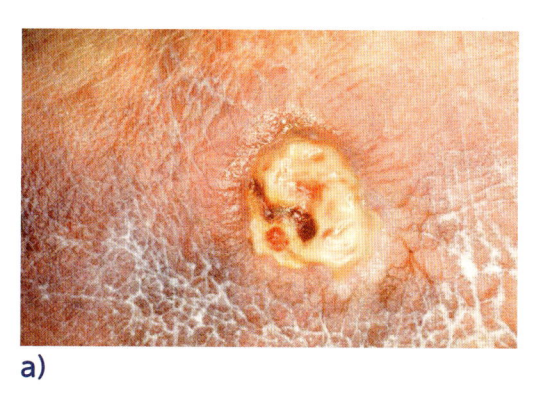

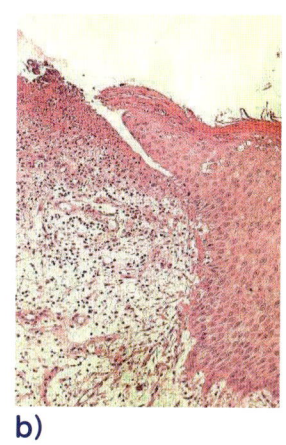

図67 放射線皮膚潰瘍（照射後20年の潰瘍）

a)（臨床写真）：臨床的には潰瘍底は黄白色の乾燥した壊死組織に覆われ，小さい肉芽組織の発生が点状にみられる。肉芽組織の成長がほとんどないため，滲出液も少ない。周辺組織は硬化しており，創収縮が起きる可能性はまったくない
b)（組織像）：放射線潰瘍の特徴として，辺縁の新生表皮は垂直に角化する活力があるが，創面とのinteraction（相互作用）が悪く，創面の水平方向に伸びる可能性がない。表皮は異常に厚くなっており，治癒傾向がないことを示している

症例1 繰り返しの圧とずれにより遅延性段差のある褥瘡

第1章 17ページ

〔基本情報　profile〕　66歳・男性。

〔経過　progress〕

脊髄損傷で両下肢麻痺となり、仙骨・尾骨部に繰り返しの圧とずれが加えられ、深い褥瘡は治癒傾向を示さなかった。3か月前より肉芽組織内に白色のやや硬い肉芽が出現してきた。感染徴候はない。

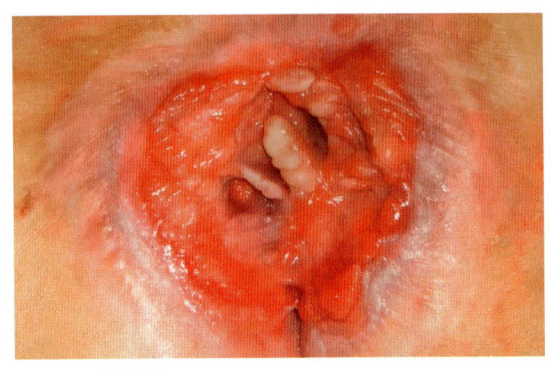

図68　臨床像

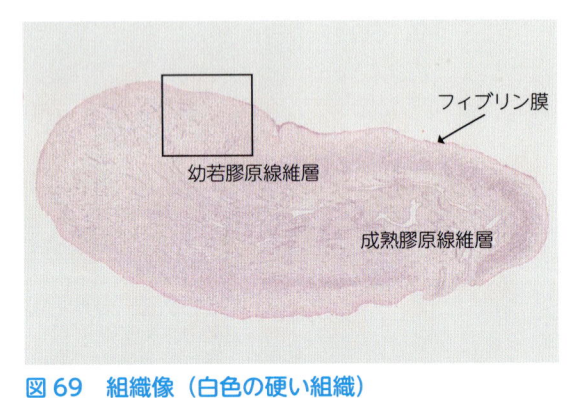

図69　組織像（白色の硬い組織）
仙骨褥瘡部の白色病変である。表面はフィブリン膜で覆われ、その下層に幼若肉芽層や膠原線維層を認める

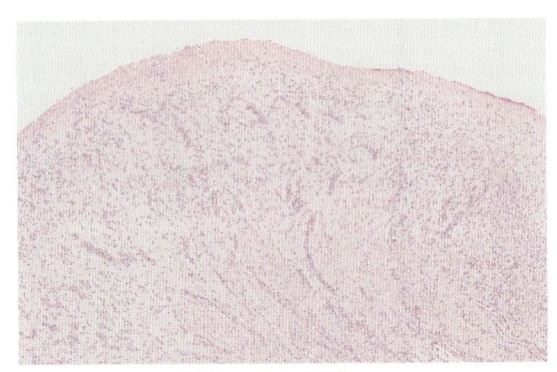

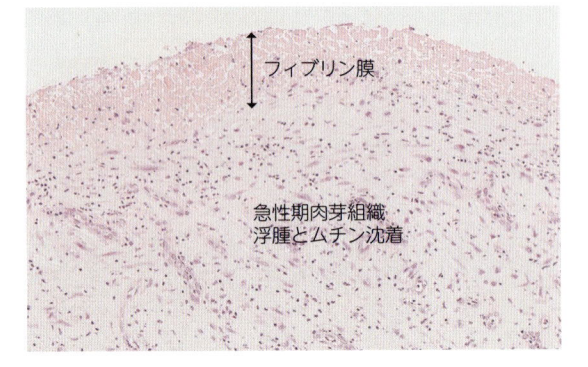

図70　組織像（白色の硬い組織）
組織学的には、形質細胞・リンパ球が中心で、少数の分葉核球も含む著明な急性炎症性細胞浸潤が認められ、間質は浮腫状である。深層には小毛細血管の新生が目立ち、幼若な線維成分が形成されている。線維腫というほど線維は成熟していない。組織学的には幼若な肉芽組織の像といえる

〔総合診断〕

臨床的には圧とずれの繰り返し荷重による尾骨部の遅延型段差である。通常の急性期肉芽組織が破壊され、硬い膠原線維層が表層に近い位置に認められる。その上には新しく発生した薄い急性期肉芽層がある。繰り返しの圧とずれ荷重によると思われる硬い膠原線維層と薄い急性期肉芽層が不調和的に同居している。これはかなり長期間、圧とずれが繰り返し加えられた臨床経過に一致する組織像である。また表層にフィブリン膜が生じたため、肉芽塊となった部位は易出血性でなくなっている。

第2章 押さえておきたい基礎知識

症例2 感染性肉芽・不良肉芽のある褥瘡 　　第1章 19ページ

〔基本情報　profile〕　68歳・男性。

〔経過　progress〕

仙骨部左側に深い褥瘡がある。褥瘡発生後約3か月。

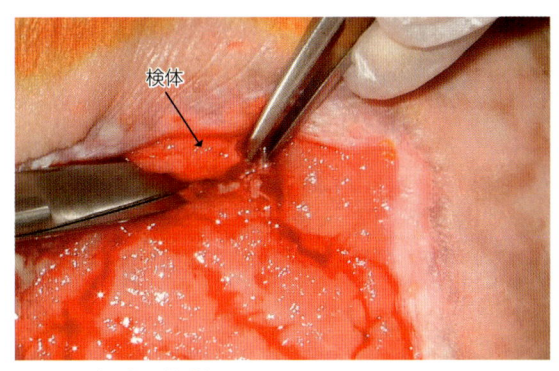

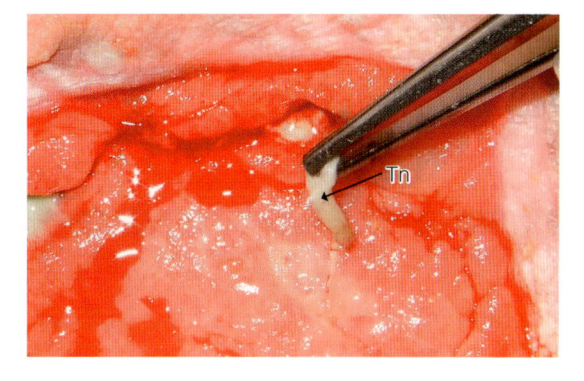

図71　褥瘡の状態
創面全体が浮腫性肉芽で覆われており，特に創面上部に位置するところに壊死に陥った腱組織が認められ，この周辺から膿の排出がある。この壊死腱周辺の肉芽組織をはさみで切除し，検査した
写真ははさみで切除しているところであり（臨床的に不良肉芽），コッヘルでつまんでいるのは壊死した腱である（Tn）

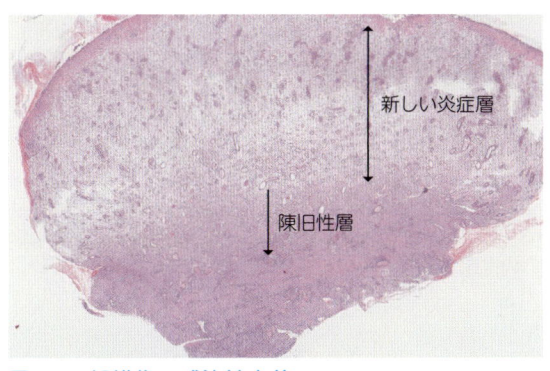

図72　組織像：感染性肉芽
表層は新しい急性期炎症層であり，その下層に陳旧性の成熟した膠原線維層が認められる

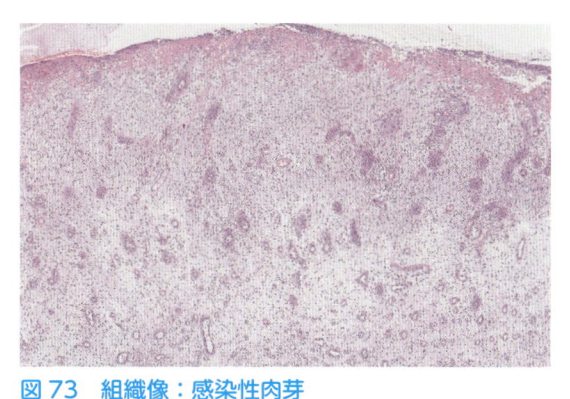

図73　組織像：感染性肉芽
浮腫性間質を伴う血管増生が主体の肉芽組織。好中球主体の高度な炎症性細胞浸潤がみられ，菌塊の付着を認める。いわゆる不良肉芽であるが，高度の感染を伴っている組織像である

〔総合診断〕

　臨床的に壊死性腱組織があり，排膿がある部位の付近の肉芽を切除していることから，組織学的にも高度な感染性肉芽組織であるといえる。いわゆる古典的不良肉芽の典型像である。これとフィブラスト®スプレーによって生じた浮腫性の肉芽組織像とはかなり違った所見となっている。

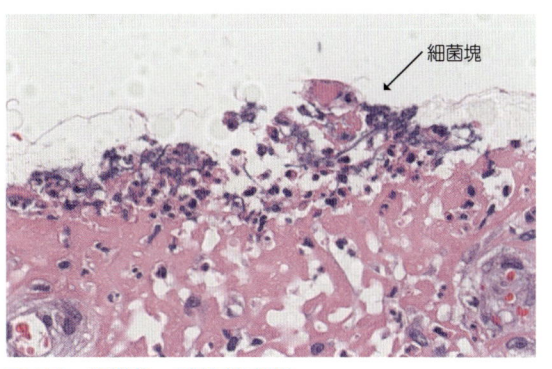

図74　組織像：感染性肉芽
細菌塊

症例3 繰り返しの圧とずれにより長期にわたり治癒しない褥瘡

第1章 21ページ

〔基本情報　profile〕
56歳・男性。

〔経過　progress〕
　3年間治癒しなかった腸骨部の褥瘡で遅延型ポケットを伴っている（プローブが約4cm入る奥行がある）。著者らが治療に参加してから体圧分散マットレスを高機能タイプのアドバン®に変更して約2週間経過した頃、創表面に薄い急性期肉芽が発生してきたようである。

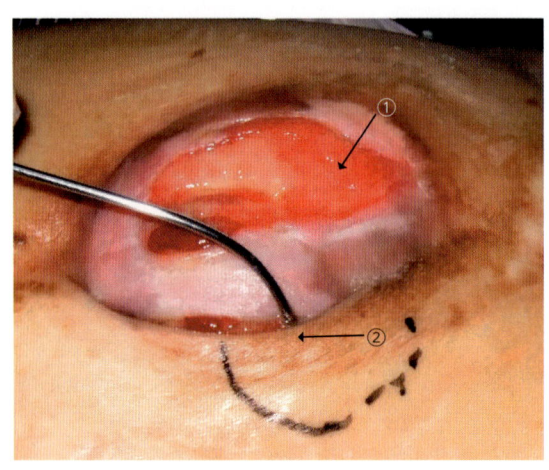

図75　褥瘡の状態
①：肉芽組織がある部位
②：遅延型ポケットのオーバーラップ部位

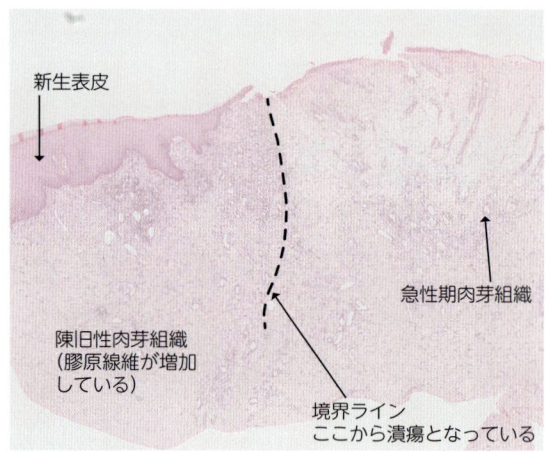

図76　組織像①
陳旧性の瘢痕組織と境界ラインを経て急性期の肉芽に移行しているのがわかる。浮腫とムチン沈着が主体の急性期の肉芽組織像であり、膠原線維はほとんど認められない

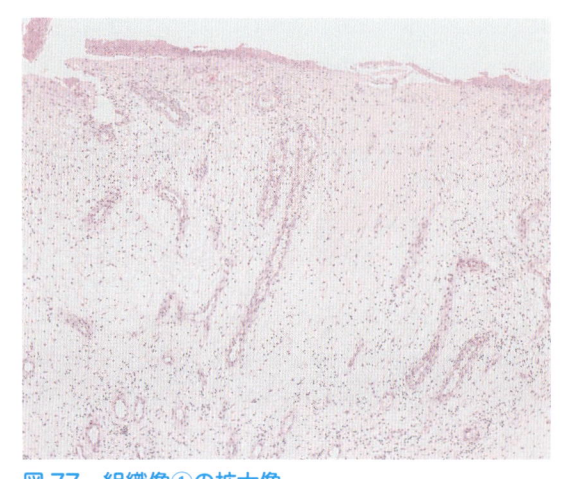

図77　組織像①の拡大像

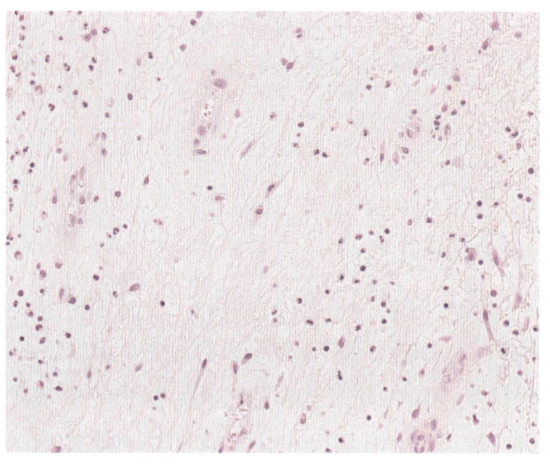

図78　組織像①の拡大像

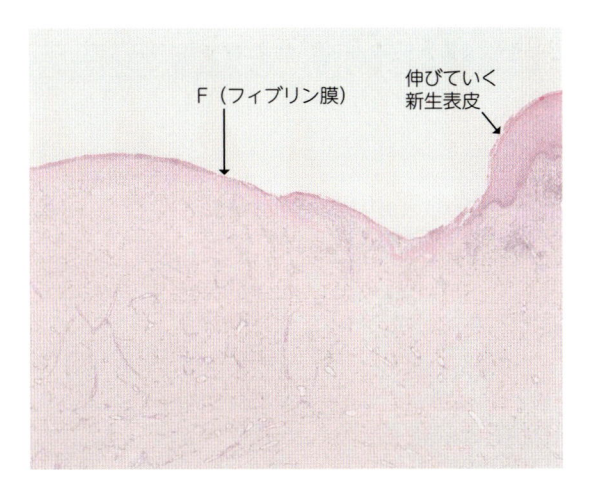

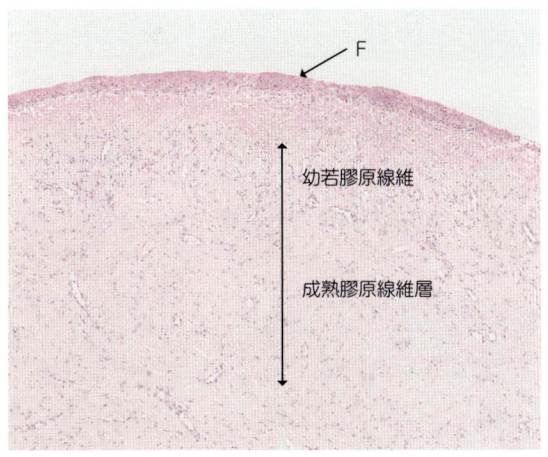

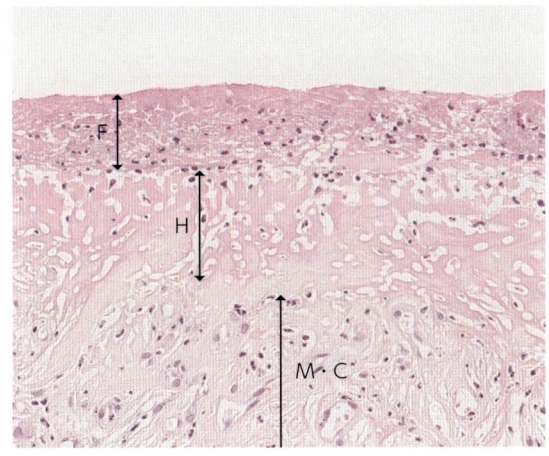

第2章 押さえておきたい基礎知識

図79 組織像②
遅延性ポケットの新生表皮と潰瘍の移行部。潰瘍底にフィブリンが膜状に沈着（F）し，炎症細胞を随伴している。これは臨床的にはフィブリン膜である。その下層にヒアリン化した硝子様層（H）があり，その下層は成熟化した膠原線維（MC）が大半を占めている層に移行する

〔総合診断〕
　臨床的に圧とずれの繰り返し荷重により、急性期肉芽層が破壊され、成熟した陳旧性の膠原線維層が表面近くまで露出している。この表層には現在、幼若な膠原線維層が生じており、下層には陳旧性な膠原線維がある状況を示しているので、この潰瘍がかなり長期間、治癒していないことを示している。表層は繰り返しの圧とずれにより、急性期肉芽層の表面にフィブリンの沈着があり、フィブリン膜をつくっている。これは臨床的にはこの肉芽が簡単に出血しないよう保護されている像である。

7. 創辺縁の変化（治癒過程の指標） 第1章 23ページ

要点 point
I 創辺縁の変化は創の治癒経過を表す。
II 創辺縁の変化から現在行っている治癒・ケアが適切か評価できる。

解説 commentary
I 創辺縁と創面・創底との関係
II 辺縁の変化から現在行っている治療でよいのかを反省する。もし経過がよくないときは、その原因がケアにあるのか治療法にあるのかを検討する。

01 創辺縁の経過（図80）

（1）創壁が急峻（1）
　壊死組織が融解したとき、創壁組織は創底に対して急峻である。

（2）辺縁が創底に密着せず創底から離れている（2）
　壊死組織が融解した後にできる初期型段差（壊死組織融解型）やポケットはもちろんであるが、遅延型段差やポケットも、辺縁組織は創底に密着していない。

（3）辺縁と創底が密着（3）
　創傷治癒が進むと、最初に創底や辺縁組織に肉芽組織ができる。創収縮が起きてくると辺縁と創底が密着してくるが、このときはまだ創辺縁と創底の肉芽面に高低差がある。

（4）辺縁と創底が同じ高さとなる（4）
　創底の肉芽組織が盛り上がってくると、同時に創収縮が起き、創の辺縁の皮膚が伸展される。その辺縁に、新生表皮がまさに伸びようとするとき、辺縁と創底が同じ高さとなることが多い。

（5）創辺縁から白色あるいは透明な新生表皮の層が出現する（5）
　肉芽と辺縁表皮の相互作用が一致したとき、辺縁表皮から新生表皮が伸びてくる。これらは表面からみると透明な薄い膜、あるいは白色の膜として確認できる。白くなる新生表皮は、すでに角層が生じている部位である（79ページ第2章：図6参照）。

第2章 押さえておきたい基礎知識

1 創壁が急峻

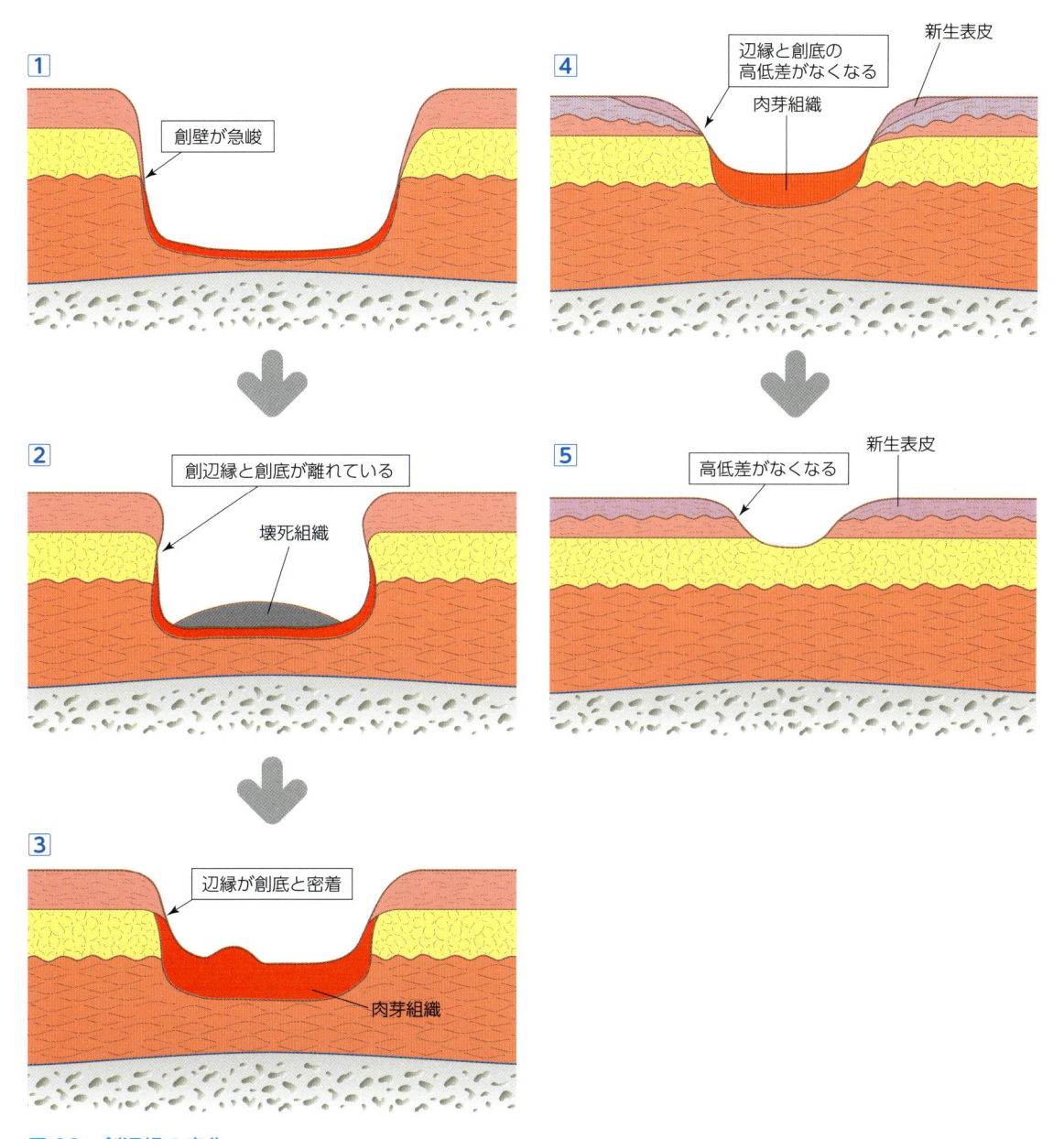

2 創辺縁と創底が離れている / 壊死組織

3 辺縁が創底と密着 / 肉芽組織

4 辺縁と創底の高低差がなくなる / 肉芽組織 / 新生表皮

5 高低差がなくなる / 新生表皮

図80 創辺縁の変化

8. 褥瘡における壊死組織の特徴

> **要点　point**
> Ⅰ 壊死組織は褥瘡の初期の炎症期から始まり、限局、融解と褥瘡特有な変化に発展する。
> Ⅱ 褥瘡における壊死組織発生と融解過程は独特なものがある。
> Ⅲ ここでは壊死組織の概要を解説する。

01 壊死組織とは？（図81〜84）　第1章 26ページ

　壊死組織とは、皮膚や脂肪、筋肉、骨などの組織が死んだ状態のものである。原因はさまざまである。臨床的に、壊死組織は水分含有量が少ないものを乾燥壊死（eschar）、水分の含有量が多く形がくずれているものを融解壊死（slough）と呼ぶ。褥瘡の初期（炎症期）では壊死組織が創の表面にあっても、壊死組織が限局するまでに時間がかかる。炎症の初期には壊死組織の範囲と厚さははっきりしない。

　深い褥瘡の場合、褥瘡が発生してから1〜5週の経過後でないと壊死組織は限局したり、融解してこない。軟化した壊死組織は、時間の経過とともに融解し始め、水分含有量がさらに増加して軟らかくなり、最後は融解して排出される。融解して排出されるまでの期間は壊死組織の厚さや位置、また乾燥か湿潤かなどの環境によっても左右される。したがって、深い褥瘡の場合には、たった1回の視診だけでは、その深さと範囲を確実に診断することは難しい。

　褥瘡が深い場合、腱・靱帯骨にまで及んでいることがあり、周囲の組織が融解すると白色の腱・骨が露出する。褥瘡の治癒経過時に繰り返し、圧とずれが強くかかると骨が破壊され、壊死組織に陥り骨髄炎を起こすことがある。

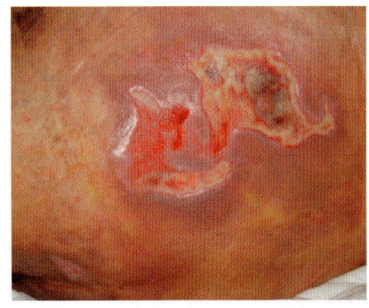

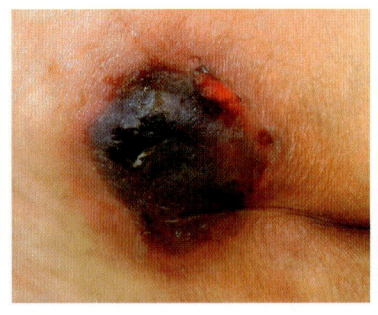

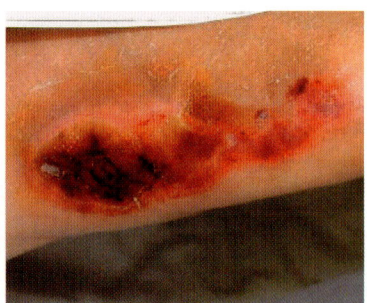

図81　さまざまな浅い壊死組織

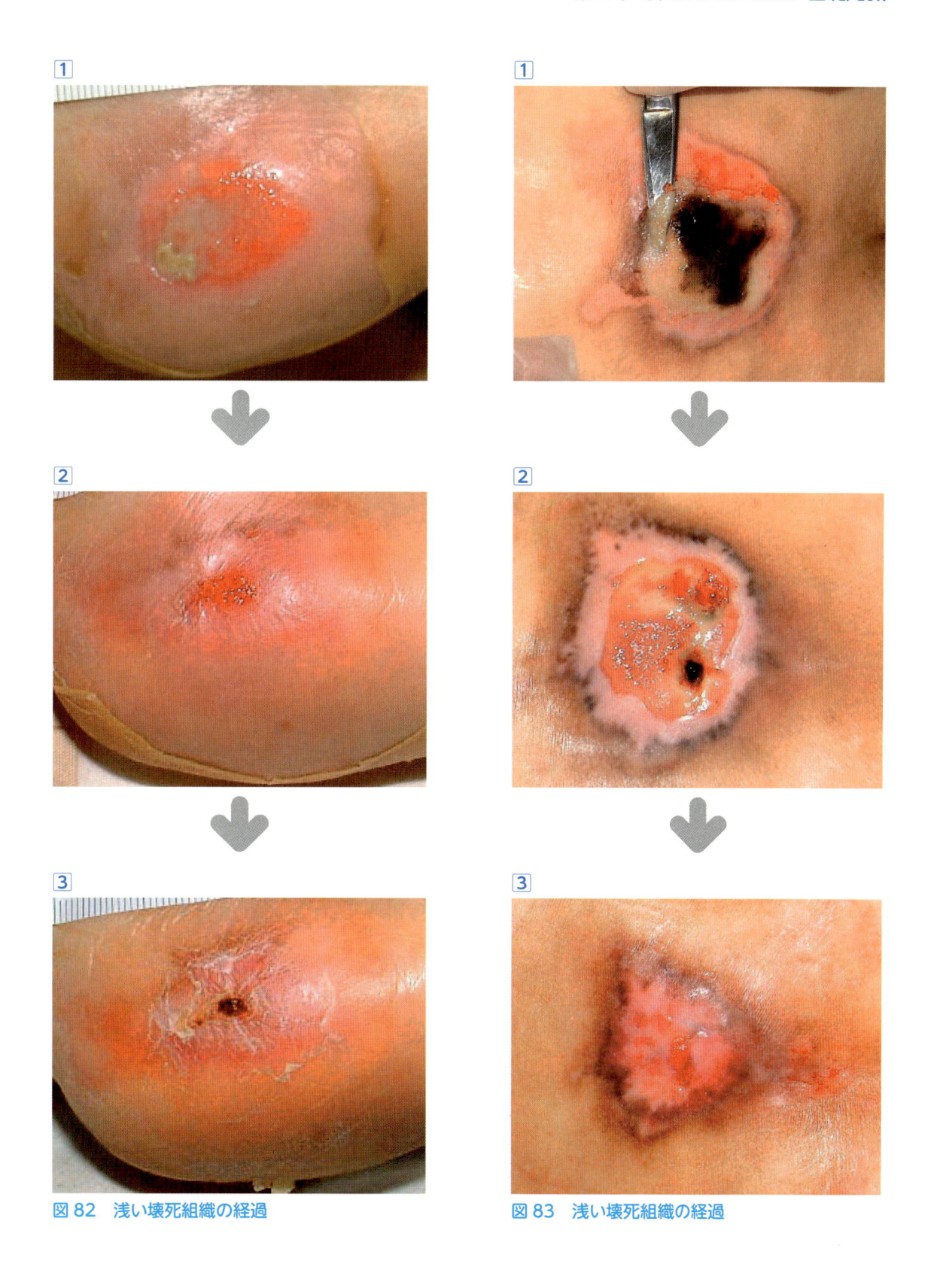

第 2 章 押さえておきたい基礎知識

図 82　浅い壊死組織の経過

図 83　浅い壊死組織の経過

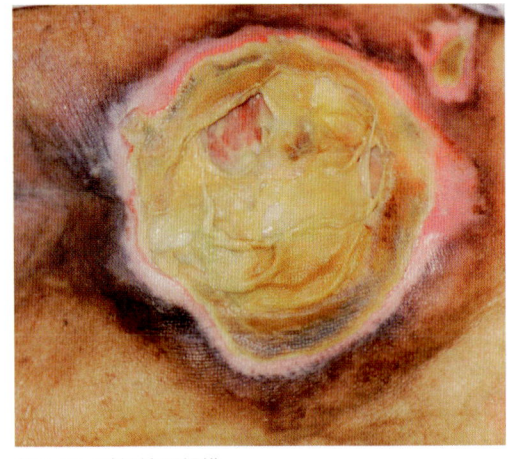

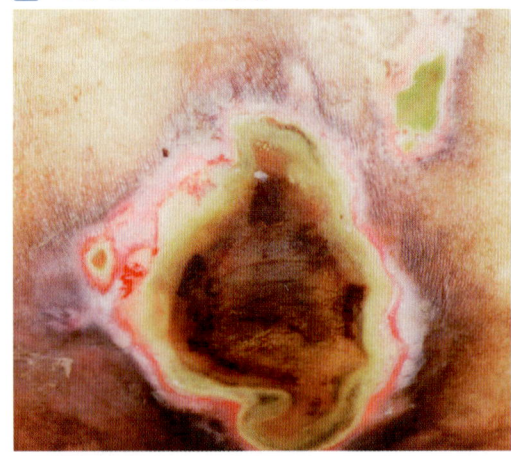

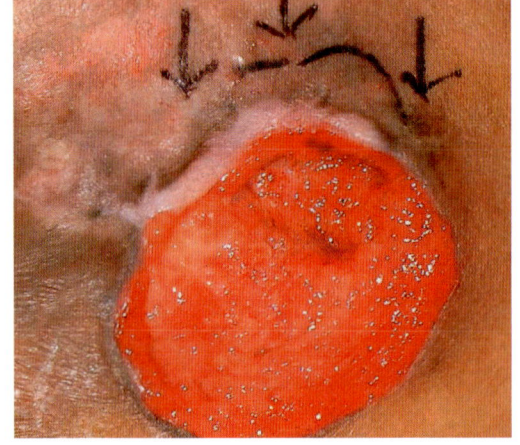

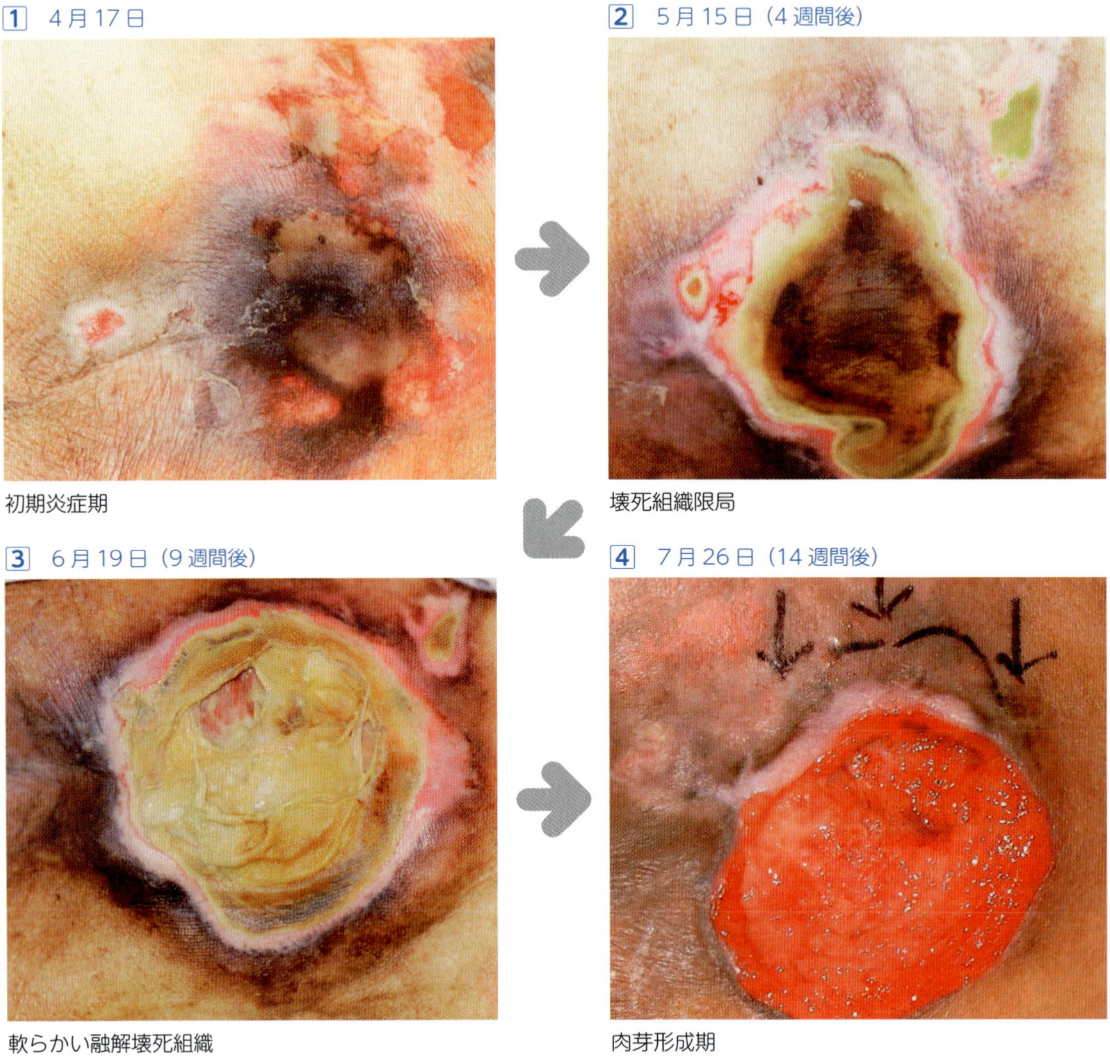

① 4月17日	② 5月15日（4週間後）
初期炎症期	壊死組織限局
③ 6月19日（9週間後）	④ 7月26日（14週間後）
軟らかい融解壊死組織	肉芽形成期

図84 深い（厚い）壊死の経過

02 壊死組織の融解の特徴

第1章 26ページ

(1) 壊死組織の断面

褥瘡の原因となる炎症や虚血を引き起こす外力による損傷は、一般的には表層と深部と同時に発生しているが、症状としては、それぞれ異なるときに発生し、またその変化のスピードも異なる。この臨床経過の変化の多様性こそが褥瘡の特徴であり、この特徴があるがゆえに治療するものにとっても、本人や家族にとっても紛らわしいこととなる。このような経過や変化は、熱傷や外傷ではみられない。

①壊死組織の断面は円筒型か細長い長方形（ステージⅢ、Ⅳケースの約50～60%）*
②深い褥瘡となる厚い壊死組織は砂時計状（ステージⅢ、Ⅳケースの40%）*

*：Ohura T, et al. Wounds, 19（11）：310, 2007（文献：第2章7））

③サンドウィッチ型壊死（2層になった壊死組織）

砂時計状壊死組織の中で、中層のくびれたところの組織が壊死組織とならず生きて残っていると、表層と深層の壊死組織が分離した壊死となり、サンドウィッチ型壊死となる。

④囊状壊死

まれではあるが、表層皮膚は正常で、骨部付近に炎症として現れ、これが時間経過とともに壊死・液化し、最終的に囊状となる。これは坐骨部に多くみられる。この場合、深部に波動を触れる。この深部の液化した壊死組織が感染すると、膿となり発熱を伴い、その後、瘻孔をつくって外に排除される。感染がなければ融解して体内に吸収されることもある。

(2) 壊死組織融解の臨床的影響

1) 以下の3つの影響が挙げられる。
　①壊死組織があると汚染・感染を引き起こす。重症な場合、敗血症となる。また慢性潰瘍では壊死組織から酵素やサイトカインが現れ、創傷治療を妨げる。
　②厚い乾燥した壊死組織があると、それが創収縮の妨げとなり治癒転機を妨げる。
　③厚い壊死組織に覆われていると、塗布された外用剤が壊死組織を通して深部まで浸透せず、薬剤の効果が出にくい。ときに重大な感染症を引き起こす。

2) 壊死組織融解の速度は以下のような条件によって異なる。
　①乾燥か、湿潤か。
　②損傷部が深いか、浅いか。
　③細菌の増殖の程度が速いか遅いか。

03 壊死組織の治療

第1章 29ページ

　壊死組織をいかに早く除去するかが、治癒のスピードを決定する。
　炎症期に創面を湿潤に保つためには、ワセリン、亜鉛華軟膏、リフラップなど油脂性基剤の軟膏を塗布するか、ポリウレタンフィルム、ラップなどのフィルムを用いるとよい。この時期の禁忌は、ガーゼ、ユーパスタ®、カデックス®軟膏などである（滲出液を吸収し化学的に乾燥させる）。

(1) デブリードメントと経過（図85、86）

　デブリードメントには2つの方法がある。
　①積極的デブリードメント（図87）…麻酔を行い、電気メスで切除し出血を止める。治癒は速くなる。
　②消極的（継続的）デブリードメント（図88）…麻酔を使わず、あまり出血しないように愛護的に頻回の壊死組織除去を行う。病棟、在宅などで器具や状況が整わないときに行う。この消極的デブリードメントは行う頻度によって治癒経過が異なる。デブリードメントの間の処置は蛋白質分解酵素であるブロメライン®軟膏＋針・パンチ穴あきポリウレタンフィルムで滲出液を排出させ、かつ創辺縁を保護し創面を湿潤に保つことが大切である。

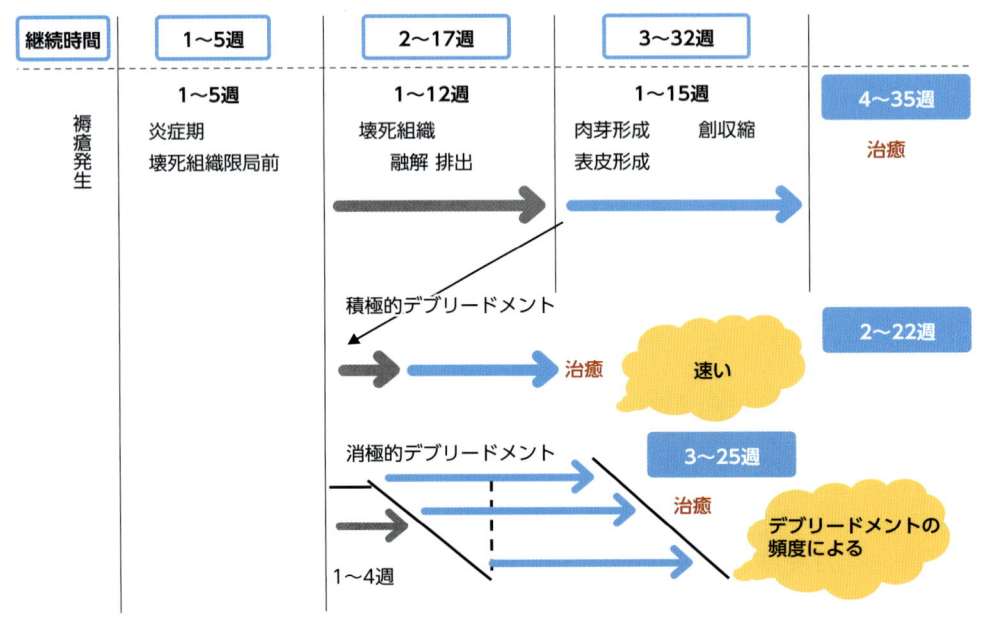

図85　壊死組織融解，デブリードメントと治癒との関係

第2章 押さえておきたい基礎知識

1 2010年1月6日　初期炎症期—壊死期

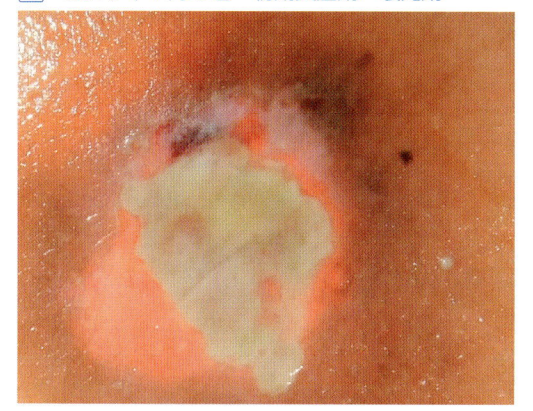

比較的浅い硬い壊死組織

4 2010年2月23日　壊死組織除去前

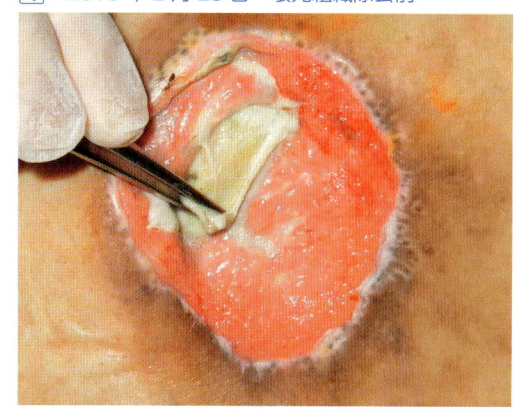

下層に厚い壊死組織がある

2 2010年1月26日　壊死融解排出期

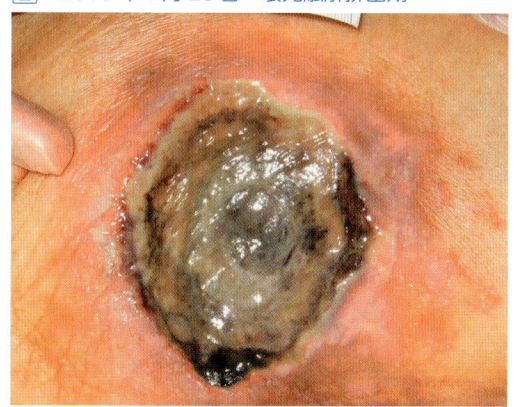

壊死組織が融解を開始している

5 2010年3月16日　初期型段差、初期ポケット形成期

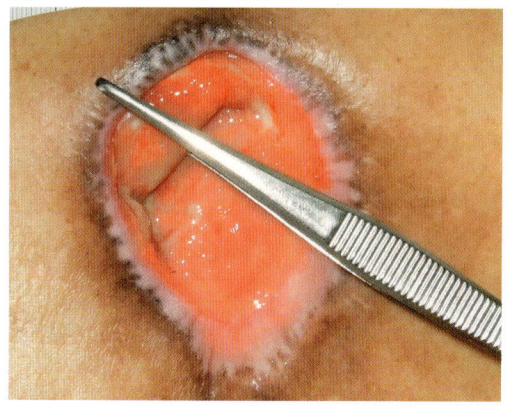

厚い壊死組織が排出されて初期型段差とポケットが出現した

3 2010年2月10日　壊死融解排出期

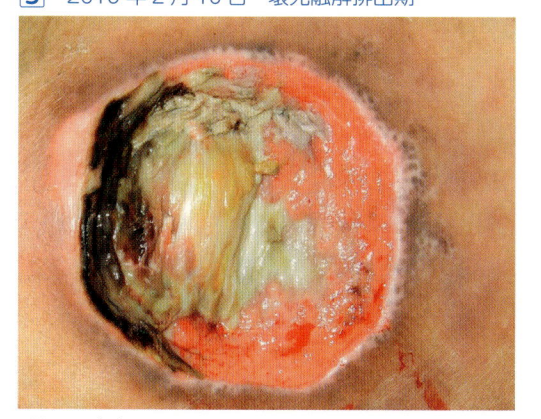

消極的デブリードメントを行う

図86　壊死組織の融解経過

① 比較的厚い壊死組織

② 積極的デブリードメントを行う

③ その後、ブロメライン®軟膏を使用

④ 術後、2週間で肉芽が出てきた

図 87 積極的デブリードメントの経過

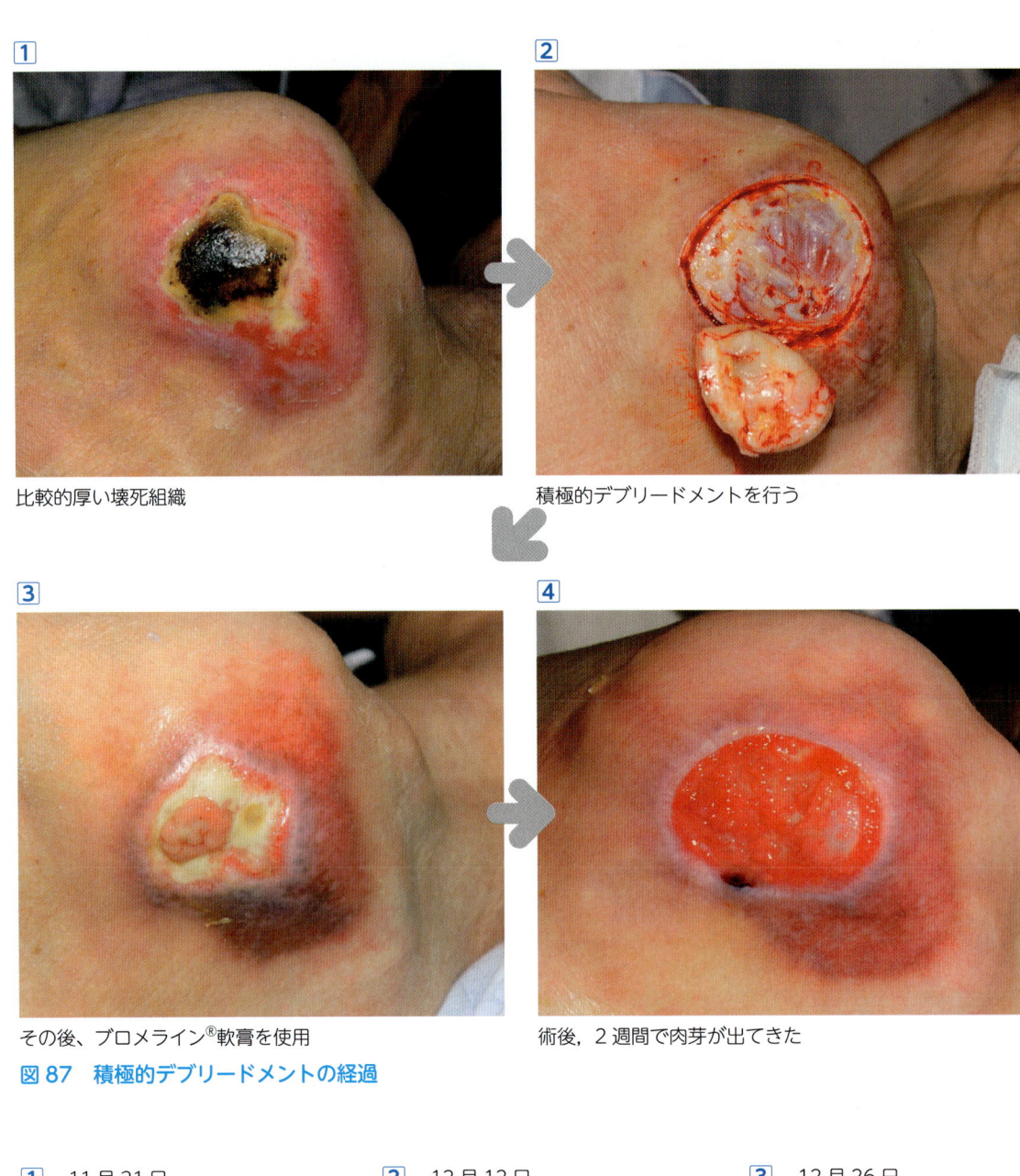

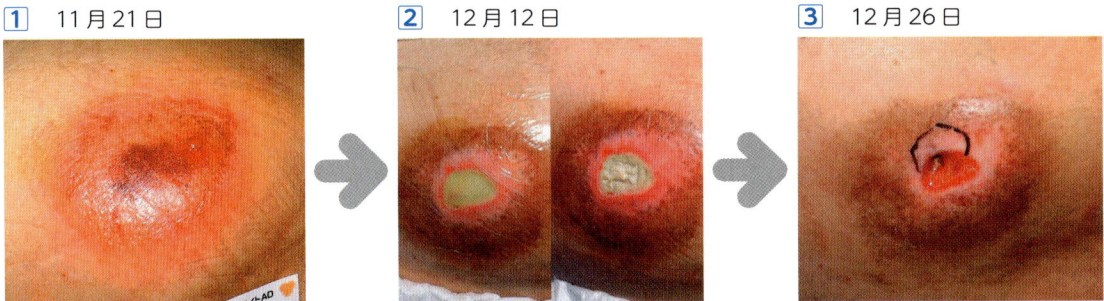

① 11月21日　② 12月12日　③ 12月26日

図 88 消極的デブリードメントの経過
壊死組織が限局したところで碁盤の目の切開を入れ、ブロメライン®軟膏と穴あきポリウレタンフィルムで処置する。壊死組織はかなり早く排出される

第2章 押さえておきたい基礎知識

(2) 緊急事態である融解壊死（感染創）（図89）

褥瘡が発生し、炎症期を経て壊死組織が融解するときが最も危険なときであり、緊急事態が起きる可能性がある。局所感染がある場合や全身的発熱がある場合、対応は一刻を争うことが多く、ただちに積極的なデブリードメントが必要である。積極的デブリードメントができない場合でも、少なくとも切開してドレナージを緊急に行うべきである。

〔症例〕

7日前より40℃発熱し、各種抗生物質を投与するも解熱しなかったという。触るとぶよぶよしており、感染創と診断し壊死組織除去をしたところ、膿が大量に排出され、その日のうちに解熱した。このように厚い壊死組織がフタをしたようになって発熱があれば、一刻を争う緊急事態で、切開排膿をしなければならない。厚い壊死組織がある場合、発熱する前に切開だけでもしておくべきであった。ドレナージがされていれば、全身的に大きな影響を与えることは少なく、緊急事態まで進行しない。

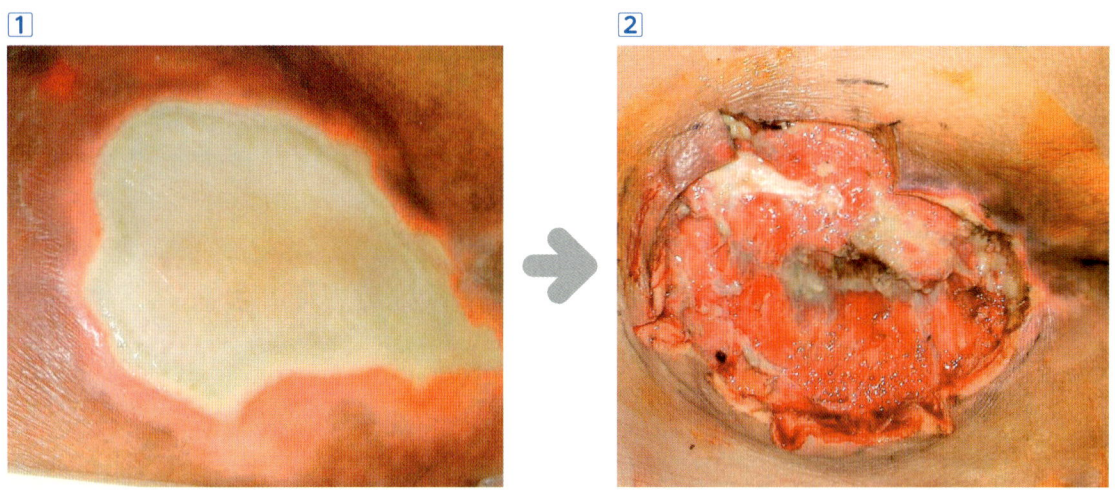

図89　緊急事態の感染創

9. 創の感染

第1章 26ページ

要点 point

I 創の組織を採取し $10^5/g$ の菌が検出されたとき、感染性炎症が周辺の皮膚に及んだとき、あるいはこの創が原因で全身性発熱が起きたときに感染創と診断する。

II 臨床的に確定診断することがなかなかできないので、通常は膿様の滲出液、多量の滲出液、臭いがあるときには感染創（critical colonization）として治療する。

解説 commentary

　積極的ドレナージは最も重要で緊急を要する（図91、92）。ドレナージが効果を発揮すれば解熱するので全身的な抗生物質の投与は2〜3日で十分である。実際には長期間投与されることが多いがこれはデメリットのほうが大である。すなわち、壊死組織のある局面に抗生物質を投与した場合、急速にMIC値が上昇、細菌が投与抗生物質に対する耐性を獲得してしまう（図90）。したがって、壊死組織を完全に除去して、抗生物質の全身投与は短期間とすべきである。

　洗浄した後、カデックス®軟膏、ユーパスタ®、ゲーベン®クリームを塗布する。ブロメライン®軟膏＋ゲーベン®クリームは壊死組織除去にも効果がある使い方であるが、周辺の皮膚を保護するためワセリンを塗布する必要がある。この場合、ドレッシング材は尿取りパッドを直接当てるか、メロリン®、デルモエイド®など吸収力のあるドレッシング材を使う。ただし、1日に2〜3回ドレッシング交換をする必要がある。

　滲出液が多く、サイズが大きい褥瘡（約25cm²以上）では、感染創と同様な治療法を行う。

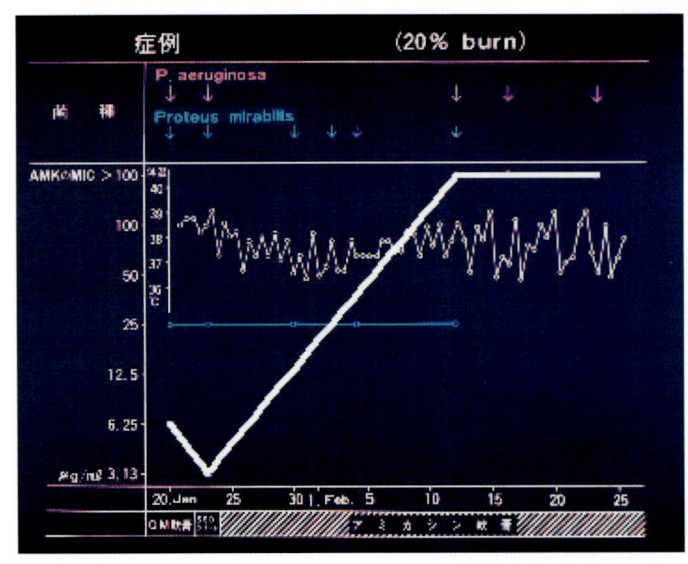

図90　壊死組織のある局面で細菌は抗生物質に対して急速に耐性となる
このグラフ（白線）は局面に抗生物質軟膏（アミカシン®軟膏）を塗布したところ投与後15日で耐性菌となったことを示す（MICが上昇）

第 2 章 押さえておきたい基礎知識

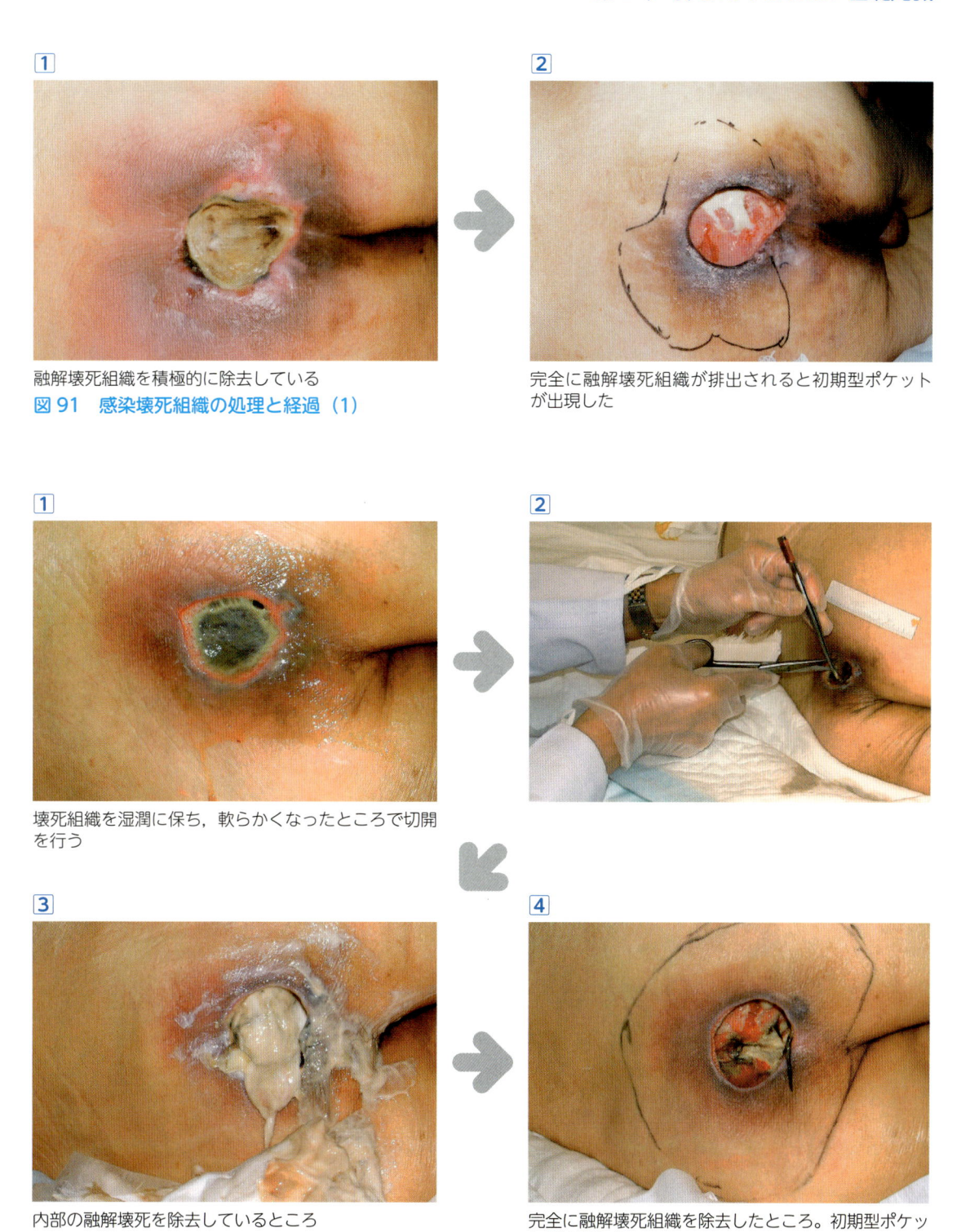

1

融解壊死組織を積極的に除去している
図 91　感染壊死組織の処理と経過（1）

2

完全に融解壊死組織が排出されると初期型ポケットが出現した

1

壊死組織を湿潤に保ち，軟らかくなったところで切開を行う

2

3

内部の融解壊死を除去しているところ
図 92　感染壊死組織の処理と経過（2）

4

完全に融解壊死組織を除去したところ。初期型ポケットが出現した

10. 手当て法

第1章 3ページ

要点 point

Ⅰ 褥瘡ケアにおける"手当て法"は褥瘡ケアの基本である。
Ⅱ "手当て法"を行うことにより、患者一人ひとりの褥瘡ケアを皆で考えることができる。
Ⅲ このデータを病棟のスタッフ全員で共有できる。

解説 commentary

01 "手当て法"とは

東洋医学、日本の医学では、患者に手を当てて（触診）をして診断し、治療する。これが日本語の「手当て」の語源であり、病気やケガなどに対する処置をすることも意味している。褥瘡ケアにおける"手当て法"とは褥瘡そのものに手を当て、褥瘡ケアによる圧やずれを手で感知し、皆で共有できることである。これは褥瘡ケアの基本となるものである。手の感触なので数値で表せるものではないが、"手当て法"をしていると、圧とずれの強さ、弱さを知ることができる。

02 "手当て法"の実際（図93）

①褥瘡創面にポリウレタンフィルムを貼る
②手当てをする本人はプラスチック手袋をつける
③患者の脇に立ち、患者の側の手を外旋させて褥瘡部に当てる
④このとき中指先端を、患者の尾骨に当てて基準とする
⑤手の中指のPIP関節[*1]あるいはMP関節[*2]が、褥瘡のどこに当たるかを確認する
⑥褥瘡の左辺縁が、親指か人差し指のどちらに当たるかを確認する。同時に褥瘡の右辺縁が手の薬指か小指のどちらかに当たるかを確認する
⑦手を当てたまま、患者に仰臥位になってもらい、次いで、ゆっくりと背上げを行う。自分の指や手に圧やずれを感じたら、はっきりとした声でその状況を伝える（どの指の先端に感じたか、PIP関節・MP関節などに圧とずれを感じたかを知らせる）。そうすることで周辺にいる人は、どの程度背上げをしたときに、圧とずれをどこに、どの程度起きるかを知ることができ、データも共有できる
⑧ポジショニング実施時の圧とずれの確認も同様に行うことができる

*1) PIP関節：近位指節間関節 proximal interphalangeal joint. 指先から数えて2つ目と3つ目の骨の間の関節.
*2) MP関節：中手指節間関節 metacarpophalangeal joint. 指先から数えて3つ目と次の骨の間の関節

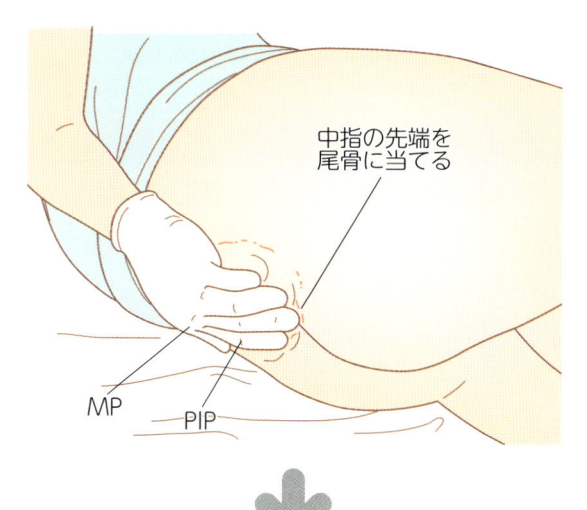

第2章 押さえておきたい基礎知識

中指の先端を尾骨に当てる

MP　PIP

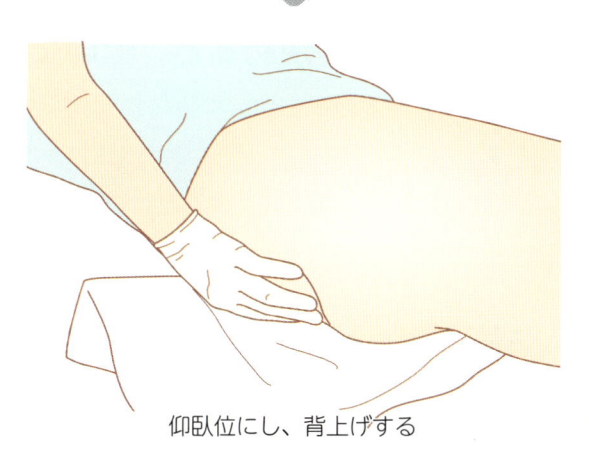

⬇

仰臥位にし、背上げする

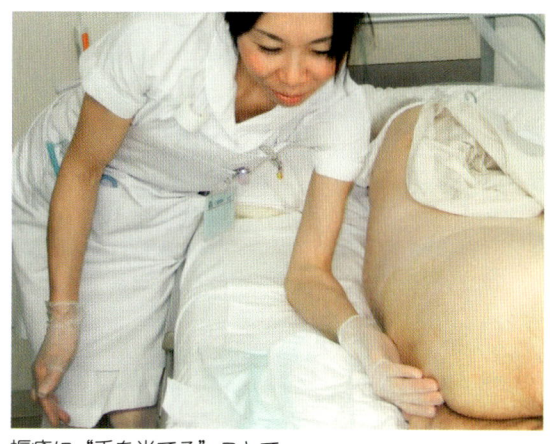

褥瘡に"手を当てる"ことで

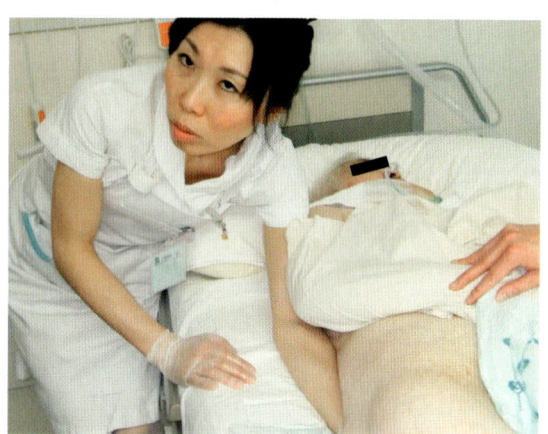

⬇

患者の体位変換時に

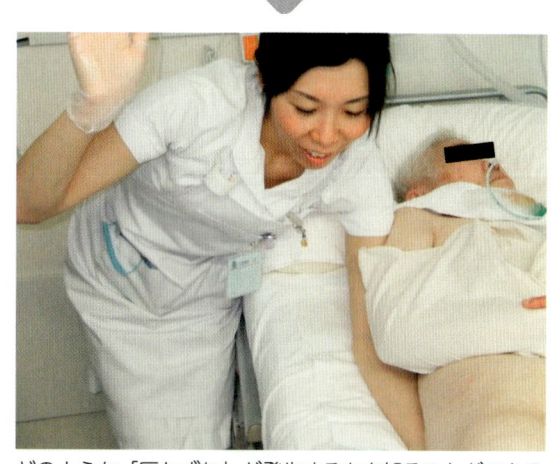

⬇

どのような「圧とずれ」が発生するかを知ることができる

圧やずれ測定器（プレディア［PRDIA］®，モルテン）や圧測定器（セロ®［cello］，ケープ）を用いてもよいが、このような"手当て法"による圧・ずれの測定は、いつでもどこでも測定可能であり、データを皆で共有できる利点がある。

図93　"手当て法"の実際

11. 看護ケアの基準としてのOHスケール

第1章 3ページ

要点 point

I OHスケールは患者個人の褥瘡危険要因を示す指標であり、これをもとに考えると適切な褥瘡ケアができる。

II 危険要因レベルに従って褥瘡発生率が異なることが統計学上で確認されている。

III 危険要因のレベルによって治癒の速度が異なる。

IV OHスケールを用いることにより、当該病院において褥瘡ケアの経時的な比較ができ、さらに他の病院との褥瘡ケアの比較ができる。

V 当該病院に必要な体圧分散マットレスの数や質を推定できる。

01 OHスケールで点数をつけ危険要因のレベルを決めると、その患者の褥瘡発生率と治癒期間が推定できる（表1）

　OHスケールで点数をつけ危険要因のレベルを決めると、その患者の褥瘡発生率と治癒期間がわかることが、他の危険要因（スケール）と異なり、特徴的なことである。たとえば、7.5点で高度に危険要因を持つ患者は、通常のケアを受け入院しているだけだと10人のうち7人は褥瘡を発生するということである。したがって、マットレスにしても高機能タイプが必要であり、病的骨突出が高度であれば体位維持は45度以上とするなど、ケアにも十分注意を払う必要がある。治癒期間はこれらのケアをどれだけ十分にするかによって左右されるが、高度に危険な要因をもつ患者グループの平均は平均すると173日かかることがわかる。このように、危険要因の点数によって、ケアや介護の方法の選択が単純にわかるスケールは他にない。

危険要因のレベル（OHスケール）が決まれば、単純に体圧分散マットレスと褥瘡ケアの方法を選択できる

〔注意〕体圧分散マットレスを選択する前に

　人間の尊厳の維持は、"立つこと、歩くこと"を維持することでもある。回復に全力を注ぐこと!!

　"寝たきり"でない人に対しての体圧分散マットレスは、患者自身で"立つ、歩く、身体を移動させる"ことを重視して、本人が動きやすいものを選ぶ。これは高齢者介護の基本中の基本である。褥瘡対策チームが一丸となって対応してほしい。

体圧分散マットレスの選択（表2）

　褥瘡危険要因レベルに従って決めることができる（図94）。

第2章 押さえておきたい基礎知識

表1 危険要因（OHスコア）レベル別褥瘡発生確率と治癒期間

分類	危険要因	OHスコア	褥瘡発生率	平均治癒期間[※1]	選択するマットレス
偶発性褥瘡	一時的危険要因	0点	−	−	
尋常性褥瘡	軽度レベル	1〜3点	約25%以下	40日[※2]	パスカ® アルファプラ® ナッソー®
	中等度レベル	4〜6点	約26〜65%	57日	
	高度レベル	7〜10点	約66%以上	173日	グランデ® アドバン®

※1 マットレスが適切に使用され、かつ完治した仙骨部褥瘡115例のデータ　※2 $P<0.001$

表2 マットレス採択戦略

	第1次計画 予算が限られている場合	第2次計画 OHスケール（危険要因）保有者全数の50%以上のマットレスが供給された後の計画
考え方	質より数量(静止型)	1) 中等度、高度レベル患者数に対して高機能タイプマットレスを供給する 2) 静止型を危険要因保持全患者数分をそろえる
目安	OHスケール危険要因保有者全数に対して，50%以上の数量をそろえるように努力する	予算の範囲で1)，2)を同時進行する
質	静止型(厚さ10cm以上)を予算の範囲でできるだけ多くそろえる	中等度，高度レベルの患者には最初から高機能タイプを供給するのが理想的である
理由	静止型(厚さ10cm以上)でもかなりの褥瘡予防に役立ち，治療にも有効である	危険要因を高度に持つ患者においては，静止型のマットレスでは褥瘡発生を予防できないので，高機能タイプを使用する

少ない数のエアマットレスよりも静止型マットレス（厚さ10cm以上）の数を多くする

1. "立つ、歩く"可能性が少しでもある人 → 選ぶマットレスは静止型。本人が動きやすいマットレス

2. 寝たきりに近い人
   1) 危険要因　高度（OHスケール7点以上）
   2) 危険要因　中等度（4〜6点）
   3) 危険要因　軽度（1〜3点）

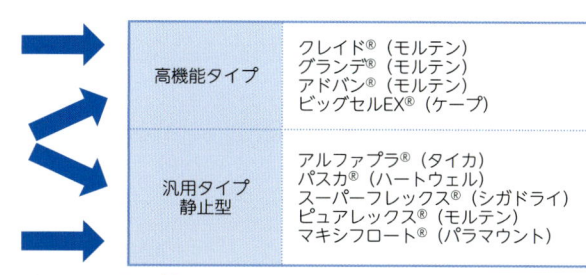

高機能タイプ	クレイド®（モルテン） グランデ®（モルテン） アドバン®（モルテン） ビッグセルEX®（ケープ）
汎用タイプ 静止型	アルファプラ®（タイカ） パスカ®（ハートウェル） スーパーフレックス®（シガドライ） ピュアレックス®（モルテン） マキシフロート®（パラマウント）

図94　OHスケールによるマットレスの選び方

02 OHスケールを利用すれば、病院・施設に必要な体圧分散マットレスの数と質を推定できる

(1) 病院としてどのくらいのマットレスの数が必要か？（表3）

危険要因レベルが、軽度124人、中等度145人、高度65人であり、合計334人の危険要因を持つ患者が入院しているとすると、

1) その病院の最低の体圧分散マットレス必要数

体圧分散マットレスは、汎用型、10cmの厚さの静止型で危険要因保有者数334人の80%を用意したほうがよい。すなわち（334 × 0.8 = 267.2）、約270〜300台が必要である。

2) 次いで二次予算では、マットレスの質について考える

この病院に高度危険要因保有者は65人入院しているので、65人の80%として52台が必要となる。

ここで算出される数は、最低必要数なので、これをベースに必要に応じて順次増加させる。予算がないときは、まず静止型マットレスの必要数を確保し、余裕が出たら高機能タイプを準備するとよい。

(2) 病院における（各危険要因ごと）院内発生率の推移

たとえば、B病院で図95のようなデータがあるとする。この2005年4月15日と2007年6月29日の1日のデータをモデルとして計算する（もちろん、月単位または2〜3か月の平均値を出して計算したほうが統計としては質が高くなる）。各項目に実際の数字を入れてみた。これを計算し、棒グラフにしたものが図96-ⓐである。レベルごとの院内褥瘡発生率が、2005年3月と2007年5月で格段に違うことがわかる。これは褥瘡ケアのレベルが上がったことを意味する。

図96-ⓐでは2年の間に全マットレス供給率が36.7%から55.5%となり、軽度と中等度危険要因レベルでの褥瘡発生率は0%となっている。高機能マットレスも増加しているが、高度危険要因保有者27人のうち1人が褥瘡発生しており、発生数は少ないがもう少し高機能タイプのマットレスを用意したほうがよいと思われる。

第2章 押さえておきたい基礎知識

表3 データの比較評価（過去と現在）：B病院

		危険要因（個体要因）レベル				マットレス	
		総数	高度	中等度	軽度	高機能	汎用型
2005年4月15日	入院総数	359					
	危険要因保持者総数	334	65	145	124		
	院内発生		5	5	0	アドバン®5台	116台
	持ち込み		2	0	1		
2007年6月29日	入院総数	373					
	危険要因保持者総数	328	27	209	92		
	院内発生		1	1	0		
	持ち込み		1	5	0	アドバン®12台	170台

B病院

2005年4月15日

OHスケール
- 褥瘡危険要因保有数 / 全入院数 = 334/359 = 92.8%　1-①
- 高度危険要因数 / 入院数 = 65/359 = 18.1%　1-②

褥瘡（院内）発生
- 褥瘡全院内発生数 / 全入院数 = 10/359 = 2.79%　2-①
- 高度レベル褥瘡院内発生数 / 高度レベル数 = 5/65 = 7.69%　2-②

OH（有病数）
- 全褥瘡数 / 全入院数 = (10+2)/359 = 3.34%　3-①
- 高度レベル褥瘡 / 高度レベル数 = (5+1)/65 = 9.23%　3-②

マットレス供給
- 全マットレス数 / 危険要因保持者数 = 121/330 = マットレス供給率Ⅰ 36.7%
- 全マットレス数 / 全入院患者数 = 121/359 = マットレス供給率Ⅱ 33.7%
- 高機能マットレス数 / 高度レベル患者数 = 5/65 = 7.7%

2007年6月29日

OHスケール
- 褥瘡危険要因保有数 / 入院数 = 328/373 = 87.9%　1-①
- 高度危険要因数 / 入院数 = 27/373 = 7.24%　1-②

褥瘡（院内）発生
- 褥瘡全院内発生数 / 全入院数 = 2/373 = 0.54%　2-①
- 高度レベル褥瘡院内発生数 / 高度レベル数 = 1/27 = 3.7%　2-②

OH（有病数）
- 全褥瘡数 / 全入院数 = (1+6)/373 = 1.88%　3-①
- 高度レベル褥瘡 / 高度レベル数 = (1+1)/27 = 7.4%　3-②

マットレス供給
- 全マットレス数 / 危険要因保持者数 = 182/328 = マットレス供給率Ⅰ 55.5%
- 全マットレス数 / 全入院患者数 = 182/373 = マットレス供給率Ⅱ 48.8%
- 高機能マットレス数 / 高度レベル患者数 = 14/27 = 51.9%

図95 各危険要因レベルごとの褥瘡数を出して比較するOHスケールを利用して算出した各数値

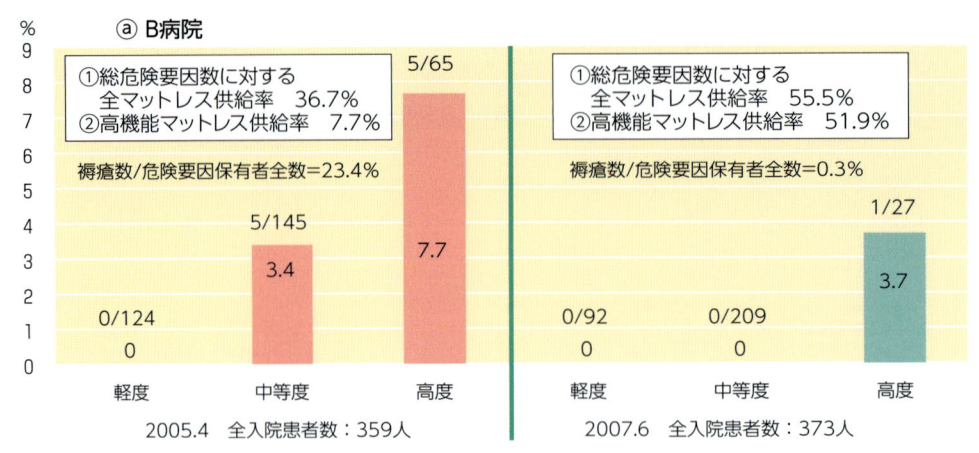

図96-ⓐ　危険要因レベルごとに院内褥瘡発生数を比較する（B病院）

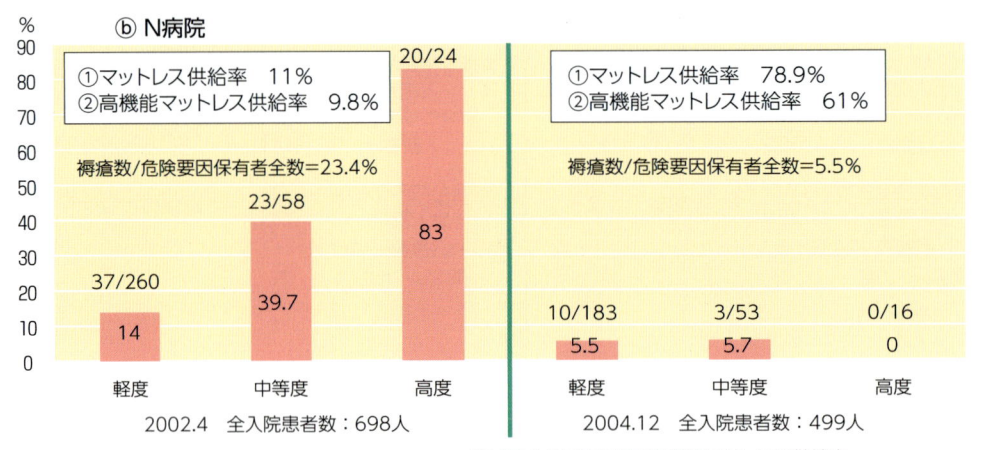

図96-ⓑ　各危険要因ごとの褥瘡発生数の割合を出して比較する（N病院）

〔注①〕全OH危険要因患者数に対しての供給率
〔注②〕中・高度レベル患者数に対して高機能マットレスの供給率

　図96-ⓑは、入院患者698人の病院で、2002年4月には危険要因保有者は698人中342人で全入院患者数に対する割合は49％であり、この病院はケアミックスの病院と思われる。

　この病院がリニューアルでベッドを入れ換えた際、硬いマットレスの代わりに比較的軟らかい静止型のマットレスを入れたので、危険要因保有者数342人の約80％に静止型のマットレスが供給可能となった。すると、2004年12月にはこの改善によって、褥瘡発生が軽度レベルの危険要因者数183人中10人、ついで中等度は53人中3人、高度レベルの患者16人中ゼロとなっており、著明に褥瘡発生率が抑制された。

　このグラフは、院内のマットレスの数を増加させることにより、いかに院内発生褥瘡数が減るかを示しており、病院の経営向上のための貴重な資料である。

第2章 押さえておきたい基礎知識

12. 使いやすいポリウレタンフィルムに穴をあけて使用する方法

01 穴あきポリウレタンフィルム療法とは (図97)　第1章 22ページ

　創傷の治療で最も重要なことは、創面の状態を毎日、医学的にチェックすることである。これは創治療をする者としての義務であり、創に圧迫やずれがないか、出血がないか、滲出液が多いかなどを確認する必要がある。

　そのうえで褥瘡も他の創傷と同様、創面を保護しつつ薬剤を利用して治療やケアを行うことになる。褥瘡では、ドレッシング材がこれにあたる。しかし、在宅において毎日使用するドレッシング材のコストの問題は大きい。経済的に余裕のある場合は、後述するような優れたドレッシング材を利用したいが、そうでない場合は、なんらかのコスト削減策を考えなければならない。

　このような場合に利用できるのが、穴をあけたポリウレタンフィルムである。ポリウレタンフィルムは、①水蒸気の蒸散と空気の通過性がある、②水や細菌は通過させない特性をもつ透明なフィルムで、滅菌すると、医療用具として認められるドレッシング材である。これらの特徴は、ラップ療法で用いるラップとは大きく異なる。

　かつて「穴なしの」ポリウレタンフィルムを褥瘡創面に用いた場合、ポリウレタンフィルムから滲出液が排出されずに溜まって、治癒に悪影響を及ぼすといわれていた。しかし、この問題は、滲出液の生じる創面の範囲に穴をあければ、滲出液は穴から排出され解決できる。このとき穴あきポリウレタンフィルムの外側に、吸収性がよいオムツあるいは尿とりパッドなどを当てると、穴から出てきた滲出液を、その外側で吸収させることができる。

　このように発想を転換して上手に活用すると、ポリウレタンフィルムは非常に使いやすいドレッシング材に変わる。

　なにより安価であり、在宅で、長期にわたって治療・ケアをすることが必要となることの多い褥瘡には、とても重宝する素材である。また、ポリウレタンフィルムは創面を湿潤に保つが、創面に粘着しないので、密着して創面を損傷する可能性があるガーゼよりも、創面に優しいなどの利点もある（表4）。以下、穴あきポリウレタン療法の要点を解説する。詳細については第2章文献14）を参照されたい。

表4　穴あきポリウレタンフィルムの特徴

1. 創面を湿潤に保ち，創に優しい。毎日フィルムを取り替える必要はない
2. 滲出液があるときは針穴またはパンチ穴で滲出液をコントロールできる
3. 外用薬と併用可能（薬剤は少量で効果がでる）
4. 創辺縁を保護できる
5. 安価
6. ずれの予防ができる

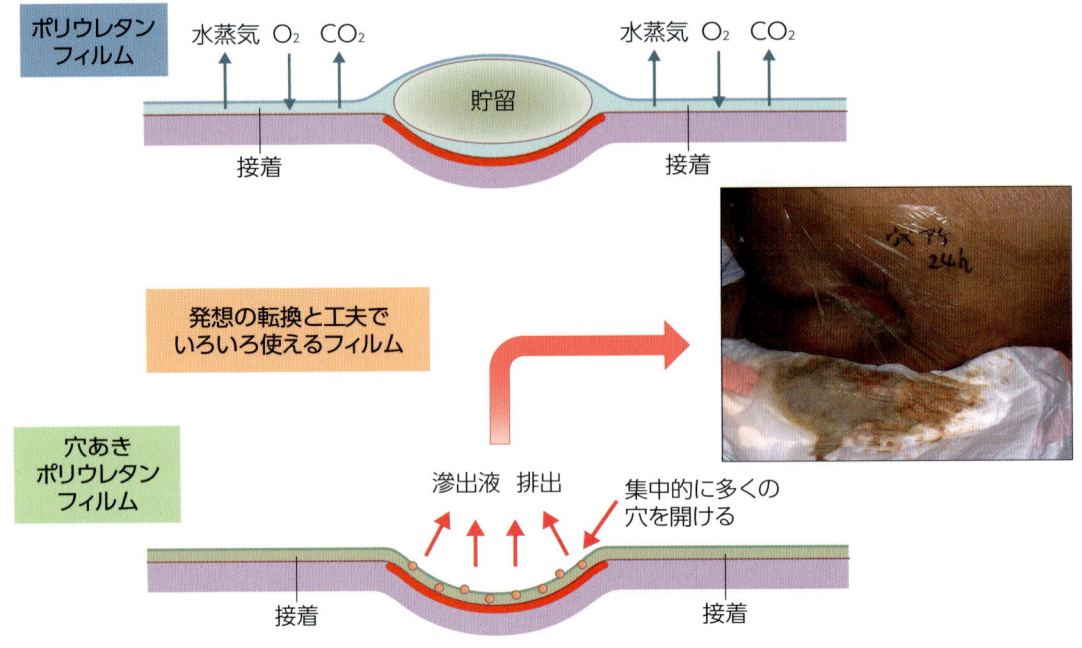

図97　穴あきポリウレタンフィルム療法

02 穴あきポリウレタンフィルムの使い方

　ポリウレタンフィルムは、穴なしで用いる場合と、穴をあけて用いる場合がある。これらは、創面の状態によって選択する。穴のあけ方の基本は、24時間経過してポリウレタンフィルムの下に滲出液が溜まっているかどうかである。毎日ドレッシング交換をするときに、フィルムの下に滲出液が残っているかをチェックし、滲出液が残っている場合には穴を多くするか、パンチ穴を追加する（図98）。

(1) ポリウレタンフィルムに穴をあける前におおよその創の大きさをマーキングする

　　このマーキング内に18G等の注射針もしくはエア針でなるべくたくさんの穴を開ける。7～10個／cm²が目安である。周辺には穴を開けない。深い褥瘡の場合で浸出液が多い場合には針穴の他にパンチで4～8個程度大きな穴を追加し、穴をあけた範囲のフィルムの下に滲出液が溜まらないようにする。

(2) ポリウレタンフィルムを剥離するときの注意

　　ポリウレタンフィルムは一般的にビランをつくりやすいと思われているが、その原因のほとんどはポリウレタンフィルムの剥離の仕方が悪いからである。
　　フィルムをはがすときは、その端を少しはがして持ち、他方の手で貼付面の皮膚を軽く

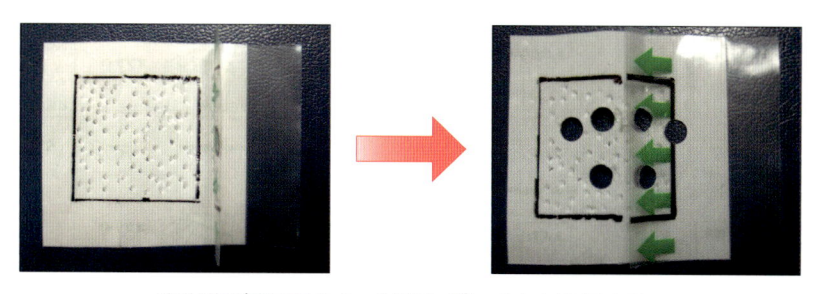

滲出液が溜まるなら，針穴にパンチ穴を追加する

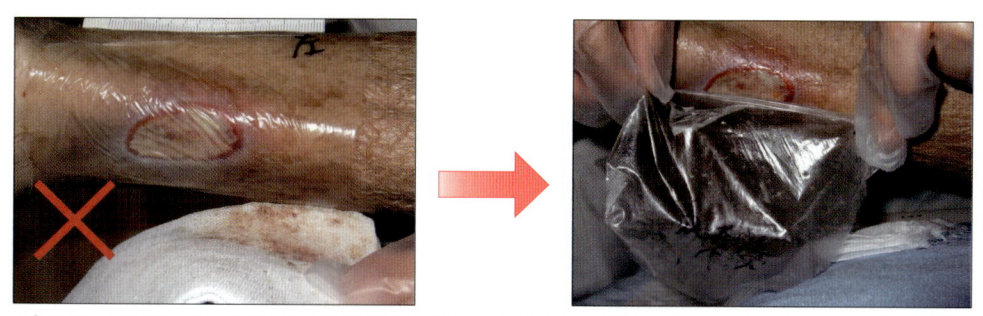

ポリウレタンフィルムでも集中的に穴をあけないと滲出液が排出されないのでよくない（穴不足）

穴あきポリ袋

創面に滲出液が溜まってよくない

集中的穴あきポリウレタンフィルム

集中的に針穴とパンチ穴をあけると創面に滲出液が溜まらない

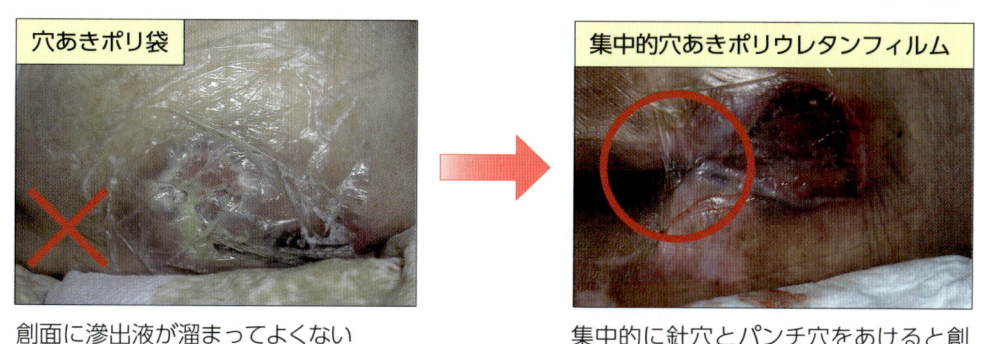

図 98　効果的なポリウレタンフィルムの穴のあけ方

押さえてフィルムを貼付面とほぼ平行に引っ張りながらはがす。フィルムが伸びると粘着性が弱くなり、皮膚の損傷は少なくなる。フィルムを 90～135 度に持ち上げて引っ張ると、皮膚角層の損傷が大きくなるので注意する。

（3）肌の弱い人に対する注意

　注意してはがしても、類天疱瘡や肌の弱い患者では水疱や紅斑ができることがある。この場合にはあらかじめ前処置としてリモイスコート®、セキューラ PO®を散布または塗布するか、あるいはワセリンを薄く皮膚全体に塗布して粘着性を弱めるのも一つの方法である。

13. 正しい「圧」と「ずれ」の排除法

第1章 3ページ

　褥瘡の発生要因でもあり、治癒阻害要因でもあるのが「圧」と「ずれ」である。これらは治療で排除できる種類のものではなく、ケアこそがその役割を担うことになる。このために、褥瘡においてはケアが非常に重要で、ケアと治療が車の両輪のようにうまく機能してこそ、褥瘡は予防でき、また治癒させることができるのである。

　すなわち、褥瘡ケアの質は、いかに「圧」と「ずれ」を排除できるかにかかっている。ここで、正しい「圧」と「ずれ」の排除法を解説する。

01 想像以上に大きい「圧」と「ずれ」

　背上げや体位変換時に生じた「圧」と「ずれ」は、想像以上に大きい。これは体圧図を見れば一目瞭然で、背上げをしただけで「圧」と「ずれ」は背中と臀部に滞留する（43ページ第2章：図7参照）。

　そこで、背上げや体位変換時には必ず「背抜き（足抜き）」を行わなければならない。

02 背抜き（足抜き）

　健常者が姿勢を変えたとき、たとえば、椅子で座位姿勢を変えるとき、無意識ながら、最後に必ず少し腰を浮かして姿勢を整えるが、背抜き（足抜き）では、その動作をケアで行うことをイメージすればよい。健常者が無意識に行うその動作が障害を持つと容易にできなくなる

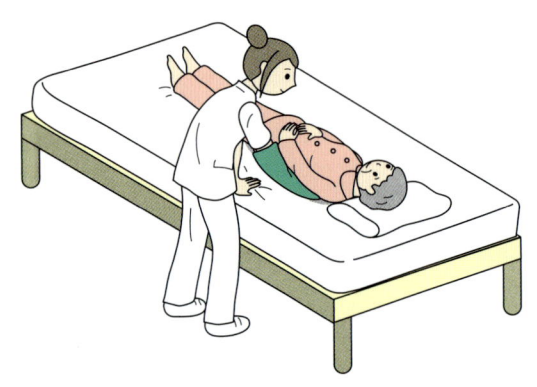

図99　背抜き

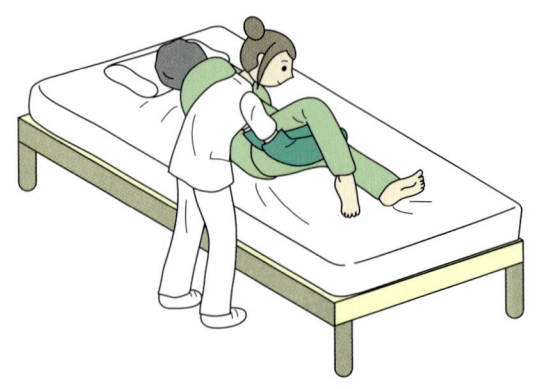

図100　足抜き

第2章 押さえておきたい基礎知識

ので、それを支援するということである。

　姿勢を変えたとき、「圧」と「ずれ」が過剰にかかる部分を少し浮かせるようにして、そこに手の平（手掌）をさっととおす。「着衣のしわを伸ばす」イメージである（図99、100）。

　このとき、マルチグローブなどを用いると、適切に確実に「圧」と「ずれ」を排除できる。

03 褥瘡と患者に優しい体位変換（図101、102）

　背抜き（足抜き）を行うことは前述のとおりであるが、体位変換の方法そのものを工夫することも必要である。

　イラストに示したように、マルチグローブをはめた両腕を、患者の身体の下（特に仙骨部の

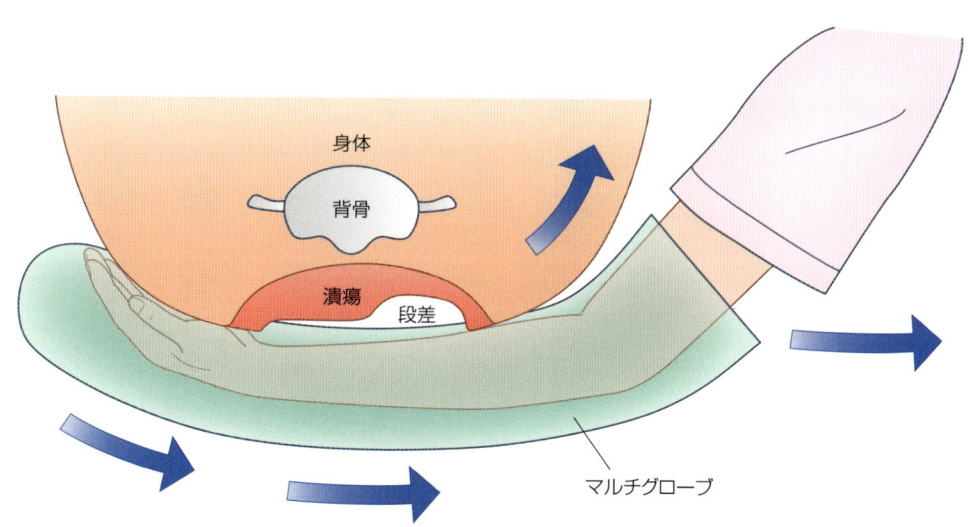

図101　体位変換の際のずれ力の影響をなくすために！！
マルチグローブを使い，褥瘡部位を両手に乗せスライドしながらローテーションをかける

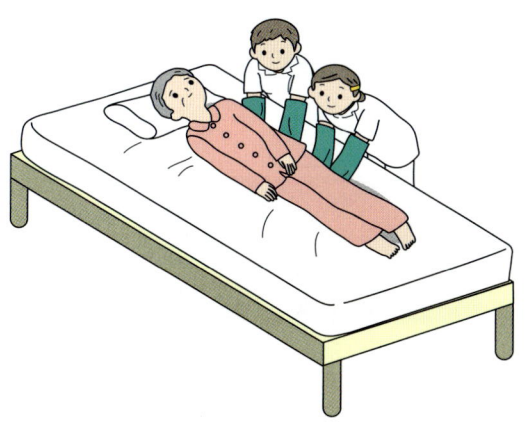

図102　マルチグローブを用い，2人で行う体位変換
創周辺の組織にずれを起こさずに体位変換ができる。これは患者にも楽であり、ケア供給者の腰にも優しい体位変換である

突出した部位）をくぐらせるようにして、そのまま患者の身体（特に褥瘡部位）を両上腕に乗せたままスライドさせるように体位変換を行うと、「圧」と「ずれ」の発生を大幅に減らすことができる。この場合、両前腕をスライドさせるのであって患者を持ち上げない。2人で行うことができればベターだが、人手の関係でそれが難しい場合、1人で体位変換を行うときは腰と肩を順番に行う。

これを行うことによりキッシング潰瘍なども治癒することができる。

04 体圧分散マットレスの活用

褥瘡の発生予防、治癒促進は、要するに「圧」と「ずれ」を可能な限り排除することができればよいので、道具を上手に活用することも必要である。

現在は、高機能のマットレスも多く開発されており、それを使用することで「圧」と「ずれ」の発生を抑えることができる。マットレスの層構造を工夫することで「圧」と「ずれ」の発生を軽減するものもあるので活用されたい（図103）。第1章でも触れたが、体位変換は「局所的で過剰な圧を排除するために行う」ものであるから、それが発生しないような高機能マット

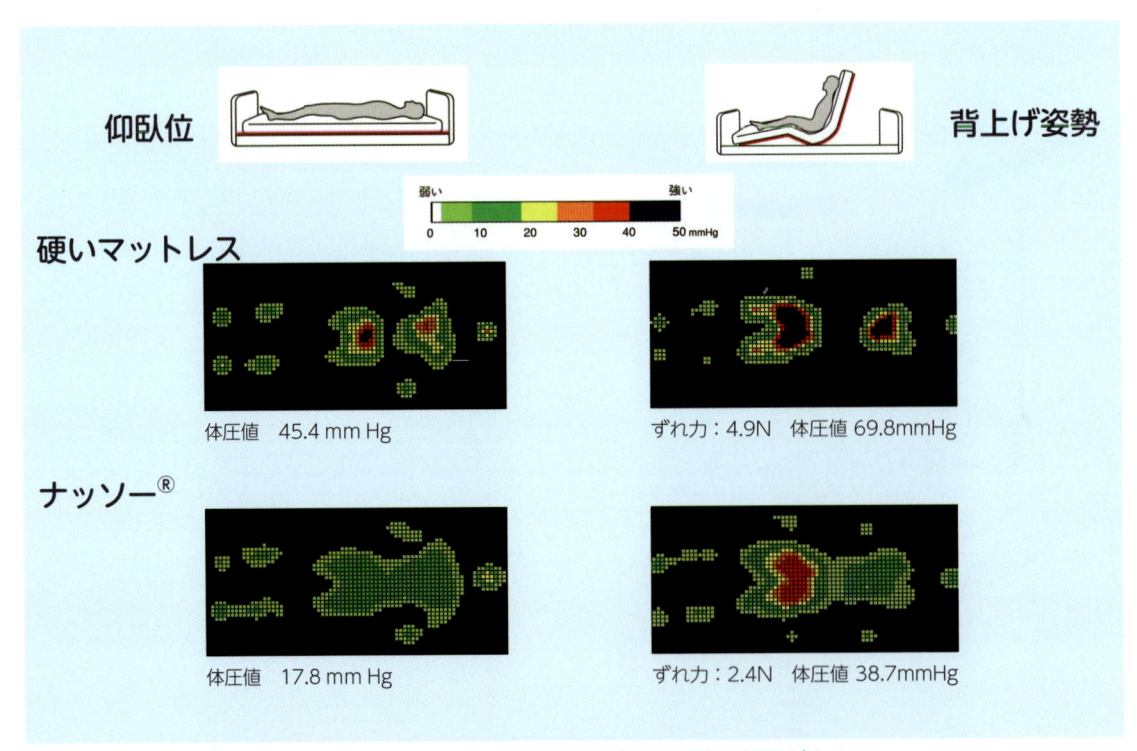

図103 ナッソー®は背上げの際の仙骨・尾骨部の除圧やずれの排除に効果がある

レスが開発されて、将来的には「体位変換そのものが不要」になるときがくることを期待している。

05 その他の体圧分散方法

(1) 車椅子用クッション

　車椅子を利用することによって、褥瘡を発症させたり、その治癒を遅らせている場合がある。これは、車椅子上で不適切な圧とずれがかかっているためである。

　車椅子を日常的に利用している人が、車椅子で過ごす時間はかなり長い。たとえば、健常者が映画を鑑賞するとき、それなりにクッションのきいた椅子に座っていても、2時間程度の時間で何度も座り直すのが普通である。そう考えると、長時間の車椅子生活者にかかる不適切な圧とずれをいかに排除するかを考えることなしに、褥瘡の治療やケアはありえないことがわかるだろう。適切な体位変換を行うことは必要だが、高機能のクッションも開発されているので、それらを利用するのもよい（図104）。

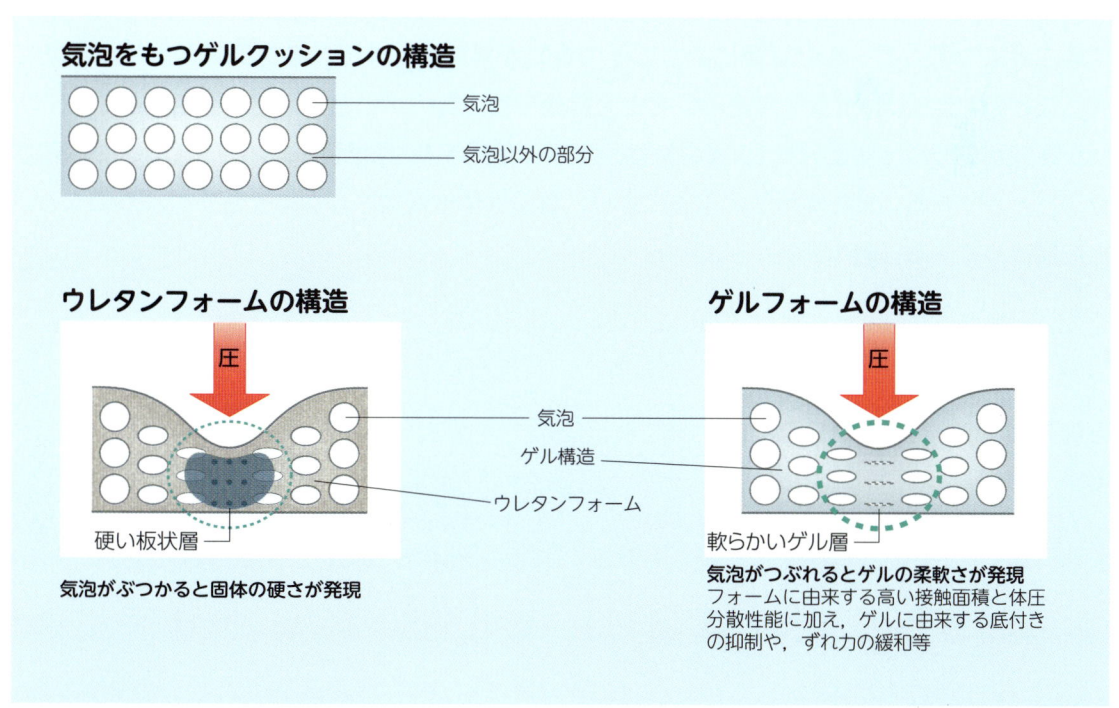

図104 ゲルフォームの車椅子用マットレス（エキシボ®）は、ゲルクッションのように圧がかかった部分でも硬くならない

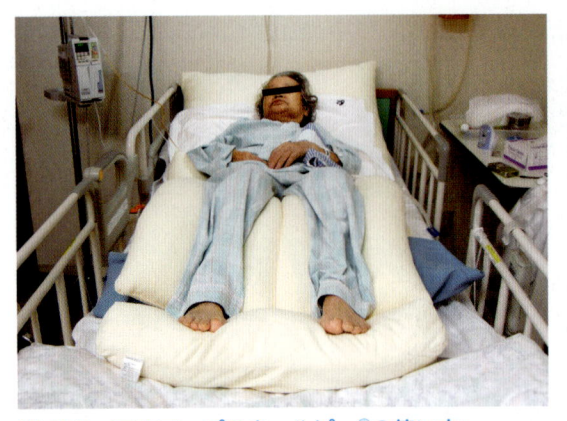

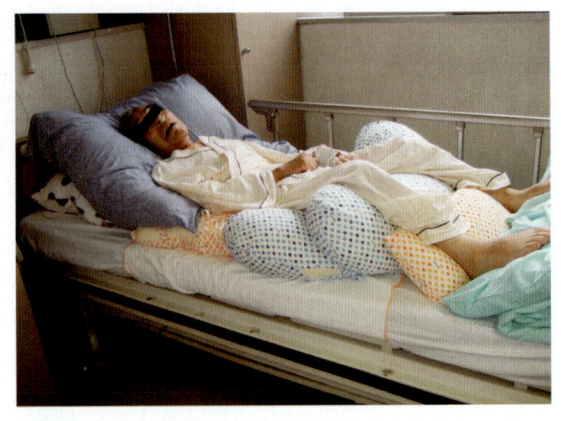

図105　アルファプラウェルピー®の使い方
これを上手に使うと将来は体位変換しなくても褥瘡の治療が可能となることを期待している

(2) ポジショニングクッション（アルファプラウェルピー®）

　褥瘡の状況や麻痺などの身体特性をアセスメントし、ポジショニングクッションを利用して姿勢を整えることも、体圧分散に効果がある。

　現在も使われている硬いポジショニングクッションは、ケア供給者に都合がよいものであって患者にとって気持ちの良いものではないと思っている。

　ポジショニングクッションは、ビーズなどクッションの中に入れる材質や、身体に密に接触することになるカバー部の材質によってその性能が異なる。体圧分散は褥瘡の治療や予防に欠くことのできないポイントである。たとえ高価でも、質のよいものを選ぶべきである。

　アルファプラウェルピー®（タイカ）は、上手に使用すれば関節拘縮や、円背なども緩和させることができる。また使用法の工夫により、将来は体位変換もしなくてもすむようになることを期待している（図105）。

第3章
症例から学ぶ「創面から考えるケア」

　第1章のintroductionで、「創面はそれまでの治療・ケアを正確に反映している。言い換えれば、創面は、治療・ケアの記録であり、これから必要な治療・ケアの羅針盤となる」と述べた。そして第1章と第2章で、創を見るための知識を解説した。

　本章では、それらの知識と、創面の変化のマッチングを実際の症例をとおして解説する。私たちの目の前にあるのは常に「実際の患者さんの褥瘡」である。適切に対応するためには、教科書やガイドラインに書いてある知識や技術だけでは足りないことが多い。目の前にある創面から情報を正確に受け取り、これまでに準備した治療・ケアの知識を適切に取り出し、今すべきことやこれから行うことを決定し、実践することが求められる。

　創面は常に変化している。その変化を見逃してはならない。

　創面は常に正確に、そのとき行っている治療やケアの状況を表している。期待した効果が得られない場合には、現在の治療・ケアの方法が間違っているか、まだ気づいていない理由が潜んでいるかもしれない。

　本章では、著者の経験症例のうち、さまざまなパターンの褥瘡の経過例を用意した。ここには、これまでに解説した内容が網羅されている。容易に治癒した例もあれば、長い年月を要した例もある。これらを読者の疑似体験とし、これからのケアに活かしてほしい。

第3章

1. 浅い（浅く見える）褥瘡

症例1 下肢外果部の浅い褥瘡

基本情報 profile

70歳・女性。骨折治療の際に巻いたギプスが原因で褥瘡をつくってしまったという。
治癒・軽快までの期間：短期（25日間）
ケア・治療の要点：穴あきポリウレタンフィルム、アクトシン®軟膏の使用

経過 progress

写真1 2001.9.28（初診時）
　下肢外果部に2.7cm×3.5cmの浅い褥瘡、すでに肉芽形成が始まっていた。

写真2 2001.10.9（11日後）
　アクトシン®軟膏と穴あきポリウレタンフィルムで治療。周辺と毛胞（点状の色素沈着が証拠である）から表皮形成が起きている。

考えるケア　軽快への転機

写真3 2001.10.23（25日後）　創面は語る
　治癒。

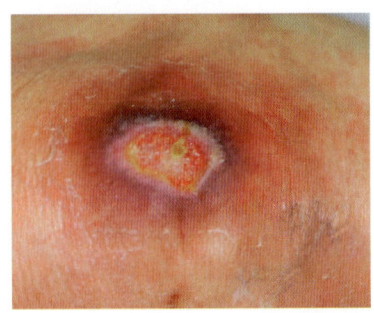

写真1　2001.9.28　創面は語る

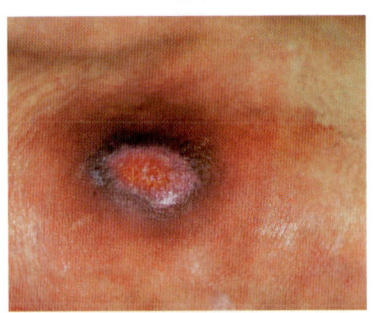

写真2　2001.10.9

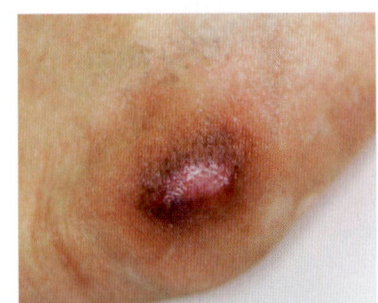

写真3　2001.10.23
創面は語る

解説 commentary

　浅い褥瘡は湿潤状態を維持し、圧とずれが加わらないようにすれば、大きな問題なく治癒する。

第 3 章 症例から学ぶ「創面から考えるケア」

症例2 早期に軽快した尾骨部の浅い褥瘡

基本情報 profile

87歳・男性。寝たきり。市販の静止型体圧分散マットレスを使用していたが、10日前に尾骨部に褥瘡が発生した。

治癒・軽快までの期間：短期（約2週間）
ケア・治療の要点：穴あきポリウレタンフィルム、体圧分散マットレスの使用

経過 progress

写真1　2009.2.5（入院時）　創面は語る

尾骨部に 2.8cm × 2.0cm の浅い褥瘡、壊死組織はない。高度な病的骨突出周辺に圧迫によると思われる発赤がある。創部を洗浄し、アクトシン®軟膏を塗布して穴あきポリウレタンフィルムを使用した。

入院後、患者は肺炎を起こしやすいとのことで、肺炎予防のために背上げが必要との指示があったため、体圧分散マットレスを、背上げの際にずれを減少できるナッソー®に変更した（108ページ第2章：図106 参照）。
考えるケア　軽快への転機

写真2　2009.2.20（15日後）　創面は語る

褥瘡はみるみるうちに改善し、2月15日には治癒したという。写真は著者の回診日である2月20日に撮影したものである。

解説 commentary

尾骨部の浅い褥瘡の場合、ほとんどが背上げか車椅子による圧とずれが原因である。これらを排除できれば、比較的容易に軽快する。

○使用したアイコンの意味

創面は語る（写真下と本文中）：写真で示した創面から読み取った情報の記載部分

考えるケア（本文中）：創面を見て問題点を探り、ケア方法を検討した記載部分

軽快への転機（本文中）：経過中、治癒への転換点となった時点の説明部分

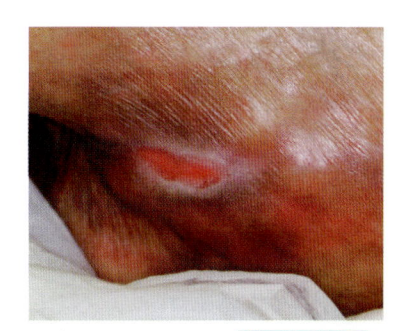

写真1　2009.2.5　創面は語る

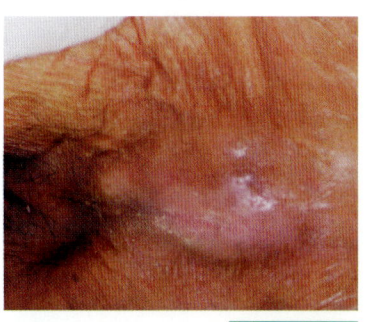

写真2　2009.4.20　創面は語る

症例3 瘢痕上に生じた、治りにくい浅い褥瘡

基本情報 profile
82歳・男性。入院した病院で硬いマットレスに寝かされたことにより、瘢痕の上に褥瘡が生じた。
治癒・軽快までの期間：中期（約3か月）
ケア・治療の要点：アクトシン®軟膏、ドレッシング材はティエール®を使用して軽快

経過 progress

写真1 2005.3.3（初診時）
　厚い瘢痕の上に3.2cm×4.7cmの浅い褥瘡が発生。アクトシン®軟膏とティエール®で治療。

写真2 2005.3.31（28日後）
　サイズは2.7cm×3.8cmと縮小し、良い肉芽形成がある。滲出液が少なくなったのでドレッシング材をデュオアクティブET®とする。

写真3 2005.4.23（51日後）　創面は語る
　サイズは0.8cm×2.7cmと縮小したが、初回の褥瘡に比べて治癒速度は遅い。

写真4 2005.6.12（101日後）　創面は語る
　これまでの潰瘍は治癒したが、すぐ隣に新たな褥瘡が発生した。出血を伴っており、これは圧とずれがまだ加えられていることを示している。

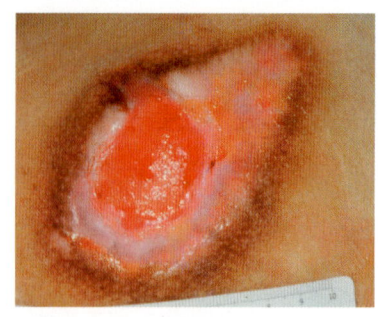

写真1　2005.3.3

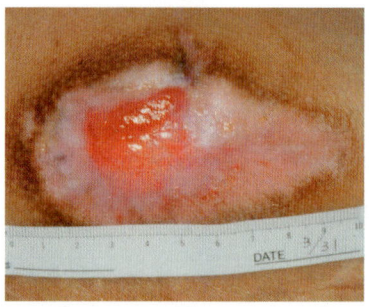

写真2　2005.3.31

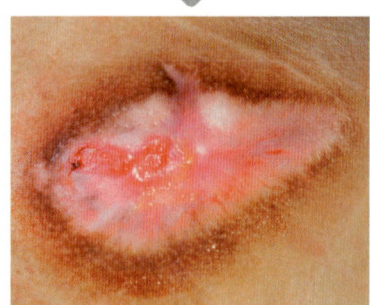

写真3　2005.4.23　創面は語る

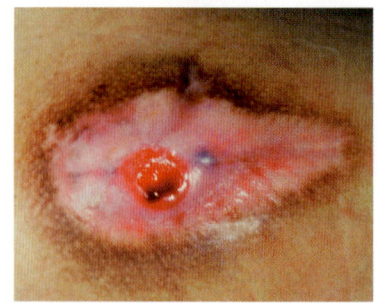

写真4　2005.6.12　創面は語る

写真5 2005.6.19（108日後）
褥瘡はかなり浅くなり、治癒に向かっている。

解説 commentary

　健常な皮膚に生じた初回の浅い褥瘡は、真皮が残存していることが多く、毛胞や汗腺から表皮細胞が伸びてきて、真皮の上を新生表皮が伸びる。したがって、これら表皮源となるものの密度がどの程度かによって治癒速度が決まる。

　一方、瘢痕の上にできた浅い褥瘡は、その前にできた褥瘡が深い褥瘡であると、表皮源となる毛胞、汗腺がまったく存在しないため、周辺の皮膚から表皮源が伸びてくるのを待つこととなる（図1）。また、厚い瘢痕のために創収縮が起きないので、治癒速度は初回の浅い褥瘡に比べて非常に遅くなる。さらに、瘢痕の表面は圧とずれに弱いため、すぐに褥瘡を再発するので注意が必要である。したがって初回の浅い褥瘡より、治癒までの期間はかなり長くなる。

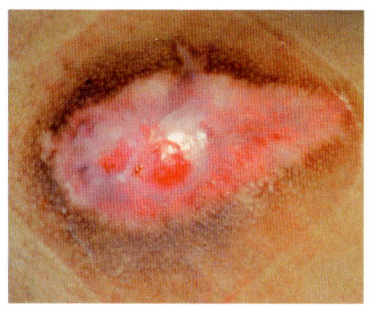

写真5 2005.6.19

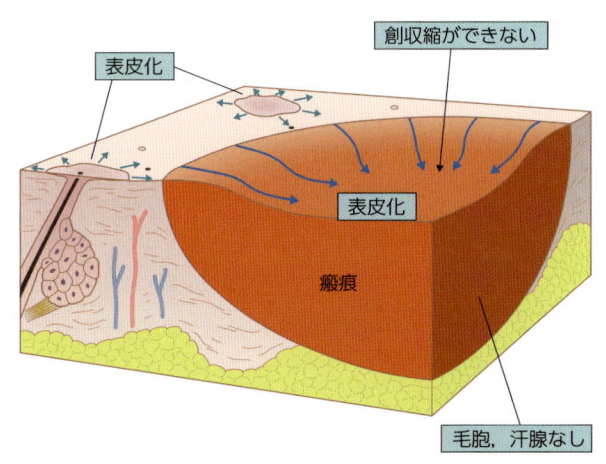

図1 浅い創傷の治癒（瘢痕部）

症例4 臀部の浅い褥瘡

基本情報 profile

72歳・男性。脳内出血で救急に搬送された後に褥瘡が発生した。
治癒・軽快までの期間：短期（約3週間）
ケア・治療の要点：高機能型体圧分散マットレスの利用（入院時より使用）

経過 progress

写真1 2009.5.11（初診時） 創面は語る

脳内出血で救急に搬送され、緊急手術により回復した。しかし、その後、臀部に発赤と壊死が認められた。

写真2 2009.5.25（14日後）

壊死の部位が潰瘍となったが、それほど深くなく、ステージⅢの状態。

写真3 2009.6.2（22日後）

ほぼ治癒した。

解説 commentary

時間の経過で、このように創面が変化する。この症例は入院したときからすでに高機能型の体圧分散マットレス「アドバン®」を使用しているので、ケアが悪くて悪化したのではない。創面を見ても圧迫が新たに加わった症状ではない。つまり、褥瘡発生のとき、すでにこのようなステージⅢの症状が出現する外力を受け、損傷の範囲と深さが決まっていたのである。

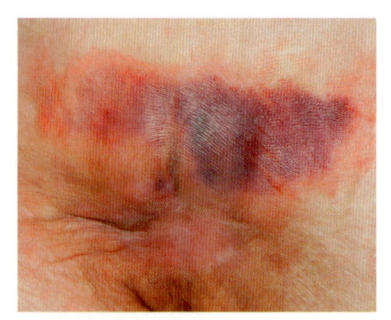

写真1 2009.5.11（初診時）
創面は語る

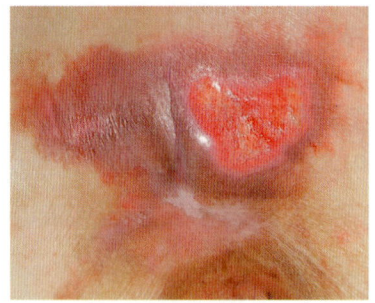

写真2 2009.5.25（14日後）

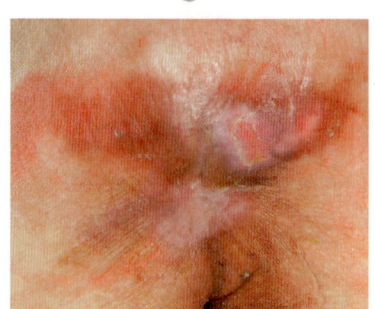

写真3 2009.6.2（22日後）

第3章 症例から学ぶ「創面から考えるケア」

症例5 臀部の、発生時には浅く見えた深い褥瘡

基本情報 profile
86歳・女性。意識消失して倒れていたという。
治癒・軽快までの期間：中期（約3か月）
ケア・治療の要点：高機能型体圧分散マットレス（アドバン®）の利用（初診前より使用）

経過 progress

写真1 2009.7.10（初診時、発生3日後） 創面は語る
ステージⅡ。臀部に発赤を伴った薄い壊死組織がある。その下に血腫がある。ドレッシング材はハイドロサイトAD®を使用。

写真2 2009.7.17（7日後）
ステージⅡ。一部の壊死組織が剥離された。

写真3 2009.8.21（42日後）
ステージⅢ。一部脂肪組織が露出している。ハイドロサイトAD®を使用。

写真4 2009.10.12（94日後）
ほぼ治癒した。

解説 commentary
この症例も、高機能型の体圧分散マットレスを使用し、適切な体位変換や圧・ずれの排除を行っていた。深くなったように見えるのはケアが悪いためではない。症状の変化にtime lagがあることを示す好例である。

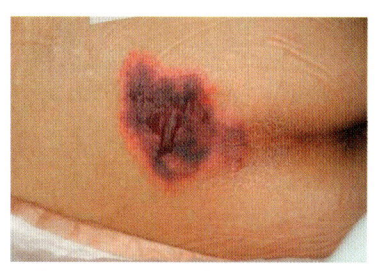

写真1 2009.7.10（初診時、発生3日後） 創面は語る

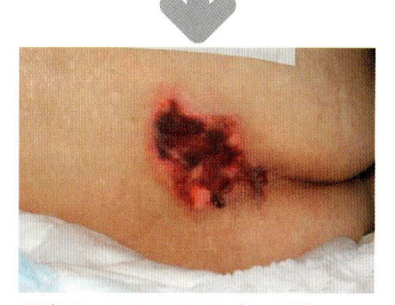

写真2 2009.7.17（7日後）

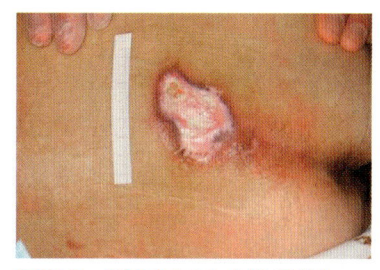

写真3 2009.8.21（42日後）

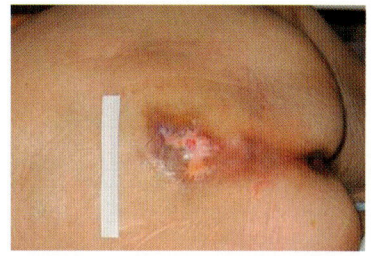

写真4 2009.10.12（94日後）

2. 深い褥瘡

症例1 悪い形の背上げ（栄養）、さらにリハビリテーションで悪化し、軽快まで時間を要した尾骨・仙骨部の深い褥瘡

基本情報 profile

67歳・男性。交通事故にあい小腸断裂、その後、脊椎炎を発生し、両下肢麻痺。以後も敗血症を起こしたりして入退院を繰り返していた。2007年5月ごろから褥瘡が発生していたという。7か月経過してから在宅で初診となる。

治癒・軽快までの期間：長期（約1年5か月）

ケア・治療の要点：悪い形の背上げ（栄養）やリハビリテーションにより長期化。また、本人や家族の謙虚さが仇となり改善が遅れた。ケアの方法と褥瘡の治り方について理解してもらうことで軽快に向かった。

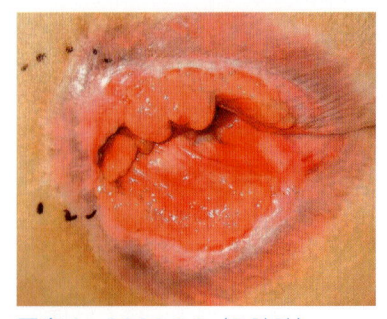

写真1　2008.2.8（入院時）
創面は語る

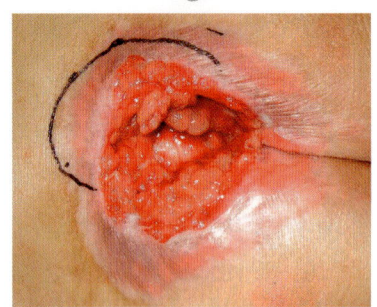

写真2　2008.4.21

経過 progress

写真1　2008.2.8　創面は語る

深い褥瘡の肉芽塊と遅延型ポケット。

仙骨から尾骨にかけて48cm²の褥瘡があり、深さは3.2cm、創底には腱の露出もある。丘状、球状、一部flap状となった凹凸の激しい肉芽創面である。創辺縁は軟らかい瘢痕となっている。創壁は肉芽で覆われているが急峻である。これは圧とずれが繰り返し加わっていることを示す。

写真2　2008.4.21

創底に肉芽がまったく出てきていない。原因は「圧とずれ」に配慮が不足していたリハビリテーションと、毎日のリクライニング背上げ、体位変換と考えられる。圧とずれの排除をしっかり行うことを指導した。40度側臥位で背上げすることも指導。フィブラスト®スプレーで処置した。

第3章 症例から学ぶ「創面から考えるケア」

写真3 2008.6.16

　尾骨・仙骨：ポケットが残り、まだ肉芽組織も発生していない。側臥位にする。フィブラスト®スプレー、穴あき（パンチ）ポリウレタンフィルム、オムツ（小片）で処置。

　このとき、中心静脈栄養時に背上げをしていることを知る。食事も自分で口から摂取していると聞いていたので安心していた。ところが実は、かかりつけ医から、6～7時間かけての栄養補給を週4回行うよう指示されていた。しかも、仰臥位で背上げをしており、除圧がまったくなされていなかった。　考えるケア　　第一次軽快への転機

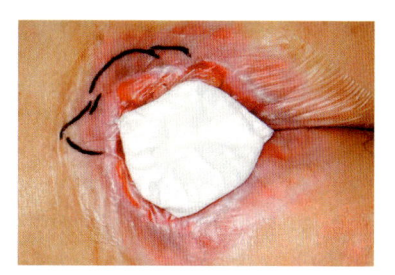

写真4 2008.8.4

　深い褥瘡の肉芽塊・創面の改善が認められない。

　尾骨・仙骨：深さが浅くならない。アドバン®の圧はソフトに変更する。圧とずれがかからないよう側臥位で背上げする。

　フィブラスト®スプレー、穴あきポリウレタンフィルムで処置。

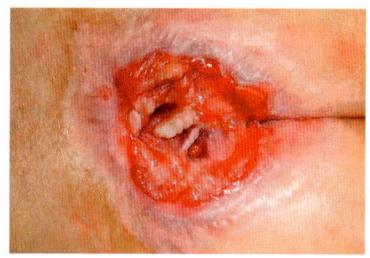

写真5 2008.10.6

　尾骨・仙骨：仰臥位ではなく、側臥位で背上げするよう指導したことにより、サイズは縮小しているが、深さ・段差がなかなか浅くならない。不思議に思って、もう一度生活状況をよく聞いたところ、自己導尿のときに背上げをしているという。これが褥瘡の深さが治らない原因であった。

　フィブラスト®スプレーと穴あきポリウレタンフィルム、オムツで処置。　考えるケア　　第二次軽快への転機

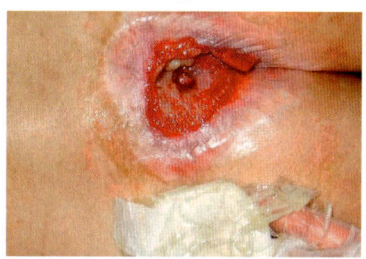

写真6 2008.12.22

　尾骨・仙骨：創底に新しい肉芽組織ができ始め、肉芽塊は徐々に小さくなってきた。創底との段差がなくなりつつある。しかし、まだ治癒傾向がない。

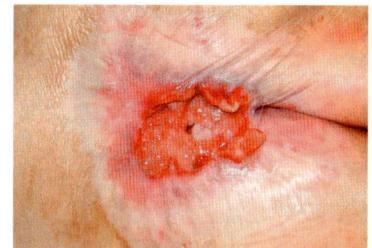

写真3　2008.6.16

写真4　2008.8.4

写真5　2008.10.6

写真6　2008.12.22

原因は自己導尿の方法にあるので、妻に導尿の方法を教えるが、本人は夜中はどうしても自分で行いたいと主張する。
フィブラスト®スプレーで処置。

写真7　2009.2.16　創面は語る

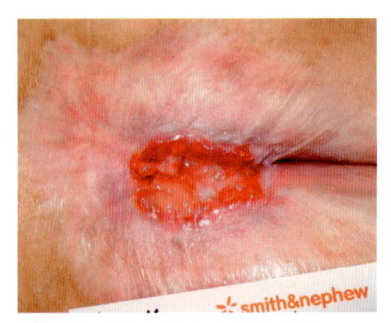

深い褥瘡の創面の改善が少し認められるが、まだ圧とずれが完全に排除されていない。

尾骨・仙骨：かなり改善がみられる。特に深さが浅くなってきているが、創底に肉芽塊がまだ残っており、やはり圧とずれがかかっている。

側臥位で起こすが、それでは食事ができないという。側臥位で起こし、起こしてから仰臥位にしたほうが圧とずれが少なくなることがわかった。すなわち背上げして起こす時と下げる時は側臥位で、完全に90度近くなったところと平坦となったところで仰向けとする。妻に創面に手を入れてもらって（手当て法、96ページ第2章参照）、実際に確認してもらった。この状態でしばらく様子をみる。

深さと大きさが、かなり改善してきた。浅くなった状態からは治るのが早いので、うまくいけば2か月ぐらいで治る可能性がある。車椅子に乗るのはまだ我慢すること！

第三次軽快への転機　考えるケア

写真8　2009.3.30

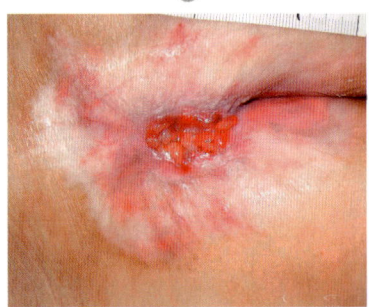

尾骨・仙骨：潰瘍がかなり浅くなってきたが、依然として導尿の問題が残っていることがわかった。自分で導尿するときに圧とずれが大きくかかるが側臥位では導尿ができないという。導尿時が問題なので用意をすべて整えたところで背上げすることとした。これで圧とずれがかかる時間を短縮できた。

フィブラスト®スプレーを中止し、アクトシン®軟膏で処置。

写真9　2009.5.18

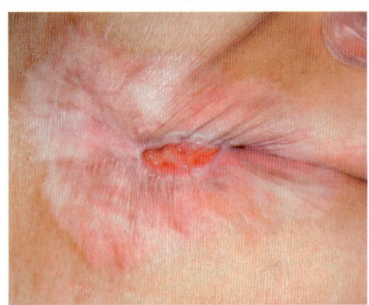

創はかなり縮小した。

写真7　2009.2.16（1年後）
創面は語る

写真8　2009.3.30

写真9　2009.5.18

第3章 症例から学ぶ「創面から考えるケア」

写真10 2009.6.27
治癒。

図2のピンクの棒は褥瘡の創面のサイズを表し、青い折れ線グラフは深さを示している。2008年2月8日からサイズは縮小しているが、深さは約1年間浅くなっていない。これは中心静脈栄養供給時と自己導尿時に背上げをしていたことによる。これらを改善してもらったことにより深さが浅くなり、やっと治癒にこぎつけることができた。
仙骨・尾骨の褥瘡の深さは背上げの影響によることが多い。

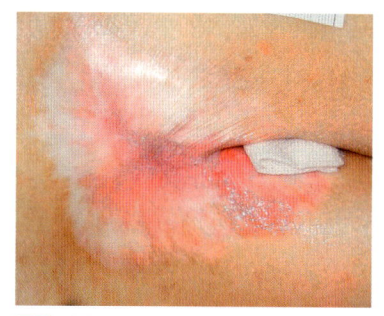

写真10 2009.6.27

解説 commentary

初診時に妻に患部に"手を当てて"もらうことで圧とずれを体験してもらい、背上げの時に圧とずれが尾骨部の創にかかるのは理解していただけたと思っていた。しかし、妻は中心静脈栄養、導尿の際に背上げすることが圧とずれがかかるということに結びつかなかったようだ。特にかかりつけ医とこの背上げが問題であることについて話し合っていない。また自己導尿も背上げをしないとできないので仕方ないものと諦めていたようである。本人、家族、ケアする人たちに「圧とずれ」と創の変化を関連づけて考えてもらえるように指導することが大切と感じた症例である。

事情を知るまで9か月が無駄に経過してしまった反省の多い症例である。創面はしきりに「圧とずれ」の存在を語りかけていたにもかかわらず、中心静脈栄養の際や導尿の際に背上げしているとは思いもよらず、見つけ出すことができなかったのである。

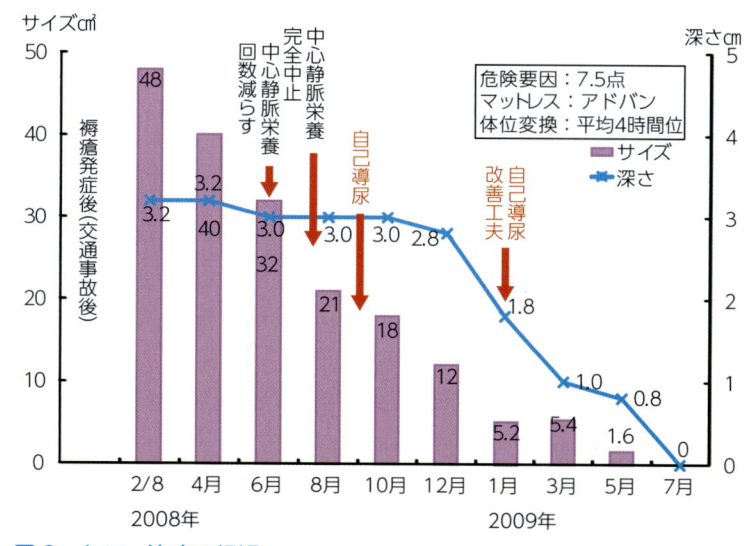

図2 ケア・治療の経過

症例2 事故で脊髄損傷し、車椅子生活。治癒に半年を要した尾骨・仙骨部のポケットを伴う深い褥瘡

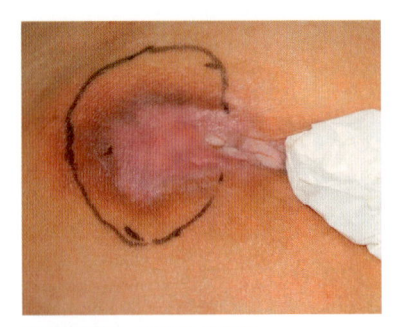

基本情報　profile

　56歳・女性。事故にて脊髄損傷となり車椅子生活。骨壊死を伴う膿瘍があり発熱が続く。ポケット切除術の際、骨壊死組織を除去し、解熱。約1年経過してから、在宅において初診となった。

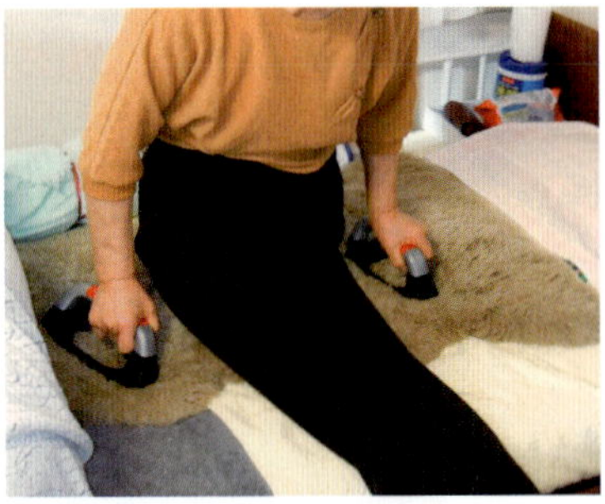

治癒・軽快までの期間：長期（約6か月）
ケア・治療の要点：本人は治癒するまで車椅子に乗らないと決心し、非常に協力的であった。遅延型段差ができた時に30度側臥位で背上げを実施した。風呂場の椅子を板から天然ゴムのクッションに変更した。穴あきポリウレタンフィルムを使用。

経過　progress

2008.12.18

　ポケットを伴う褥瘡、ステージⅣ、骨露出がある。

　発熱がありフロモックス®を3日分（2回／日）術前処置として投与した。脊損患者であったが非常に協力的で、車椅子に乗らないでがんばるという。またベッド上で移動する時はハンドブロックを使用し、尾骨部のずれが少なくなるようにしてくれた。

考えるケア

写真1　2008.12.22

　ポケット切除・手術所見。高度な骨壊死があり、膿が溜まっていた。これが発熱の原因と考えられる。壊死骨を切除し、腱壊死も切除した。ポケット切除するとともに軟部組織の壊死組織も除去した。

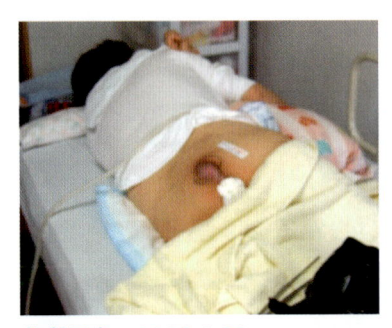

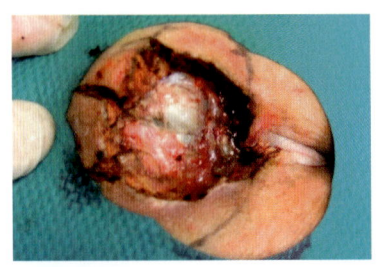

参考写真　2009.1.29

参考写真　2009.1.29

参考写真　2009.1.29

写真1　2008.12.22

写真2 2008.12.26
手術後4日目でまだ壊死組織が残っている。

写真3 2009.1.8　創面は語る
　手術後18日目に良好な肉芽が生じてきた。止血→洗浄→ユーパスタ®→オムツを直接当てた。最初は1日に2回交換していたが創の周辺がかぶれるので1日に3回とした。するとかぶれはなくなった。

写真4 2009.1.29　創面は語る
　創面の中央に骨露出があり、その周辺の肉芽が不良肉芽となり骨を蓋う傾向がなかった。したがって露出していた骨壊死除去をリューエルで行った。フィブラスト®スプレーと小パッドを使用している。
　創面は良い肉芽で覆われているが、創中央部に壊死組織骨がまだ露出しており辺縁は創底と密着しておらず急峻である。創面の12時方向には段差があり、奥行きがないポケットが存在する。遅延型段差が生じる前のステップと考えられる。

写真5 2009.2.5
　創底に遅延型段差が生じてきた。ここの肉芽が成長してこない。

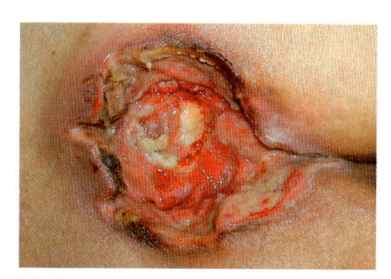

写真2　2008.12.26

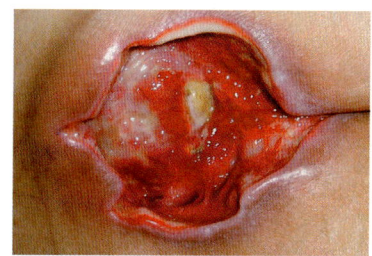

写真3　2009.1.8（手術後17日後）
創面は語る

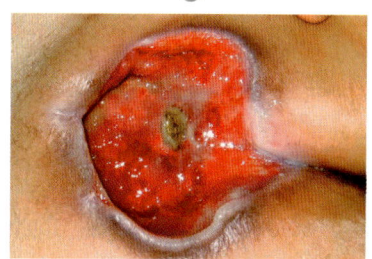

写真4　2009.1.29　創面は語る

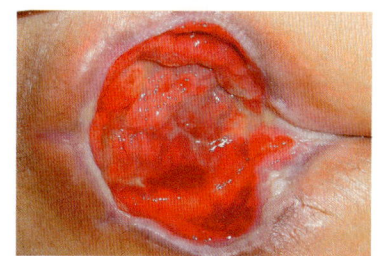

写真5　2009.2.5

写真6 2009.4.6 　創面は語る

　どうも圧がかかっているようだ。よく調査してみると背上げの際の側臥位となる角度が足りないことと、風呂に入る時に木の椅子に座ることが問題であった。風呂場の椅子に天然ゴムのクッションを用いた。フィブラスト®スプレーを使用後、アクトシン®軟膏で処置した。穴あきポリウレタンフィルム周辺の辺縁が創底に密着してきたので、表皮形成が起き始めていることがわかった。

　考えるケア　第一次軽快への転機

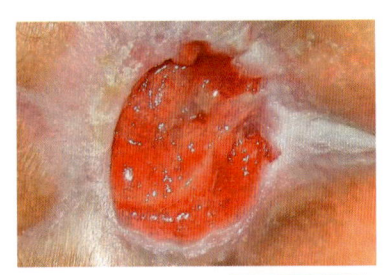

写真7 2009.5.1

　非常に良い。小さくなっている。ベッドの背上げの際に注意することにした。現在のところ臀裂の褥瘡は垂直型キッシング潰瘍になっていない。

　アクトシン®軟膏、穴あきポリウレタンフィルムで処置。

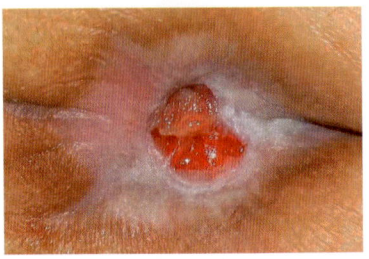

写真8 2009.6.1

　治癒。

　リハビリテーションは側臥位で行うように依頼した。

　肛門周辺に発赤があり、真菌を疑いニゾラール®で処置した。セキューラPO®を塗布。

　車椅子乗車開始に備えて車椅子チェック（クッションの圧を測定）する。

　クッションはロホクッション®（厚さ10㎝）であり、プレディア®で圧とずれを測定した結果、それほど圧とずれはかからないことがわかった。

　考えるケア　第二次軽快への転機

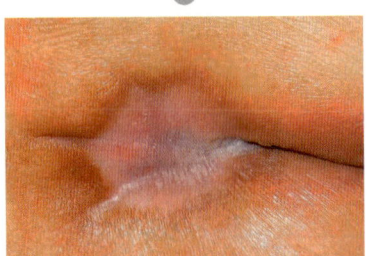

2009.8.10

　特に変化なし。車椅子乗車の時30分間延長し、これを約1週間続けて発赤がなければ、もう30分延長させることとした。

写真6　2009.4.6　創面は語る

写真7　2009.5.1

写真8　2009.6.1

第3章 症例から学ぶ「創面から考えるケア」

現在、1時間30分ほど車椅子に乗っているが発赤はない。もう少し時間を長くしてもよい。

2009.9.28

車椅子に室内で2～3時間、屋外で3～4時間座っているという。

車椅子のリクライニングや背上げのやり方を教える。リハビリテーションのセラピストにリハビリテーションを行う前後の創の状態をチェックしてもらうこととした。 考えるケア

解説　commentary

この患者には治すためにはみずから努力する協力の姿勢があった。車椅子には褥瘡が治るまで乗らないと誓った。背上げも30度側臥位で実施するなど良いことを率先して行ってくれた。

ただ、風呂場の椅子にクッションがなかったが、スーパーフレックス®のクッションを使うようになってから、尾骨部の褥瘡の深さがみるみるうちに浅くなった。

褥瘡の治療後も車椅子乗車の方法を指導した。これが再発防止に重要である。

参照：症例2の経過を見比べること！

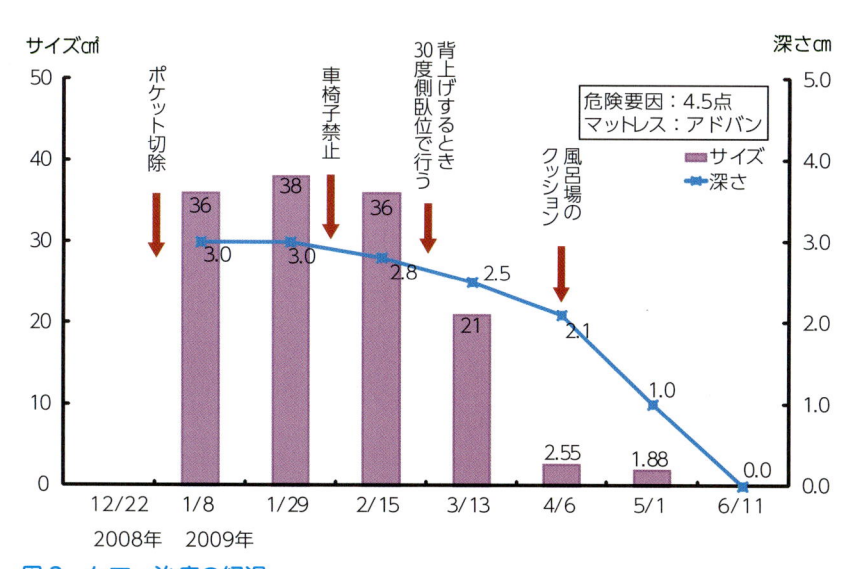

図3　ケア・治療の経過

症例3 脳梗塞により発生した、左大転子部のポケットを伴う深い褥瘡

基本情報 profile

82歳・男性。脳梗塞により意識消失した。その後、左大転子部に褥瘡が発生、この褥瘡は2年間治癒したことがないという。褥瘡発生の正確な日時は不明。

治癒・軽快までの期間：中期（約5か月）

ケア・治癒の要点：大転子部の深い褥瘡では初期型ポケットから遅延型ポケットに移行しやすく、治癒が遅れる。体位変換の際に下肢を動かすことにより、大転子部の大腿筋膜と軟部組織の間にずれ力が発生するので、ケアの際に注意しなければならない。2年間治ることのなかった理由は、大転子部がずれの起きやすい解剖学的構造となっていることによる。これを克服することができなかったので、治癒しなかった。本症例では、下肢を動かさないようなケアを行うことで治癒した。

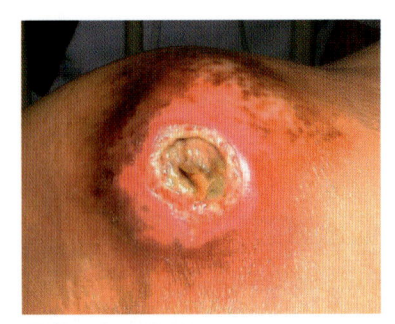

写真1-A 2005.1.11

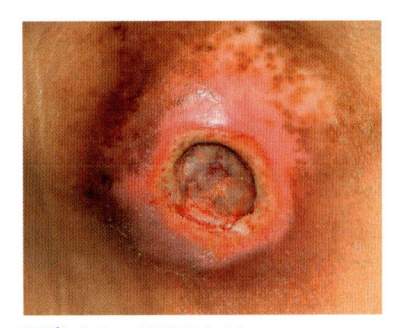

写真1-B 2005.1.11

経過 progress

写真1 2005.1.11

頻回に加わった圧とずれによって悪化した褥瘡、ステージⅣ。

初診時（転医してきた時）の褥瘡周辺は瘢痕となっており、創辺縁は圧迫によると思われる創口と同心円の細い壊死組織欠損がある。創内部は黄色の融解性の壊死組織で充満し悪臭が強い。

早速、壊死組織の除去をできるだけ行った。若干、壊死組織が残っているので、処置としてはブロメライン®軟膏とゲーベン®クリームの混合を塗布、針＋パンチ穴あきポリウレタンフィルムを貼付した。

写真 2　2005.1.25

　壊死組織がかなり排出されてきており、臭いも減少してきている。初期型ポケット（壊死融解型ポケット）が出現してきた。

写真 3　2005.2.15　　創面は語る

　ポケット切開術前の状態。内部の壊死組織が完全に排出されたので、ポケットはやや拡大していたように見える。ポケット切除術を行ったが、ケアによる閉鎖を期待してあえて全ポケットの切除は行わなかった。大腿骨頭付近の一部が露出する範囲の皮膚除去にとどめた。

写真 4　2005.3.1　　創面は語る

　完全にポケットを取ったわけではないので残存しているポケットがある。創底には壊死組織はないが、存在していた肉芽塊が良質な平坦な初期型肉芽組織に変化しつつある。ポケットの一部が残っているが下肢の移動を少なくして、ずれ力がかからないようにした結果、急性期肉芽組織が盛り上がってきている。若干、小さな肉芽塊があるのはまだずれ力が残っていることを示す。

　処置はフィブラスト®スプレーと穴あきポリウレタンフィルムとしている。

写真 5　2005.4.5　　創面は語る

　ポケットが7〜11時方向に残っている。その原因は大転子部の動きによって大腿筋膜と軟部組織がずれるためであるので、体位変換の際にもう少しずれが少なくなるよう注意をしてもらった。創面はほぼ全周にわたって平らとなり、創底と辺縁が同じ高さである。これは圧、ずれがなく治癒に向かっていることを示す。

考えるケア　軽快への転機

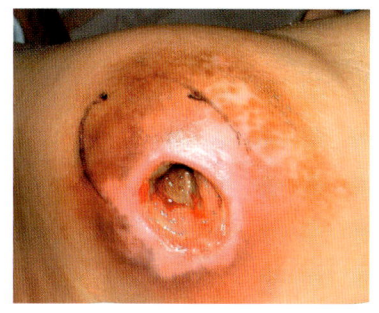

写真 2　2005.1.25

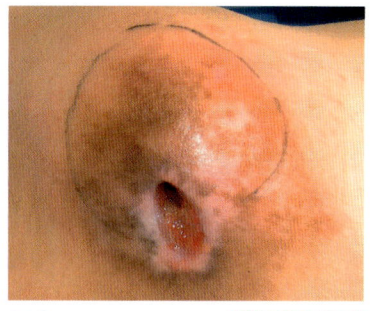

写真 3　2005.2.15　創面は語る

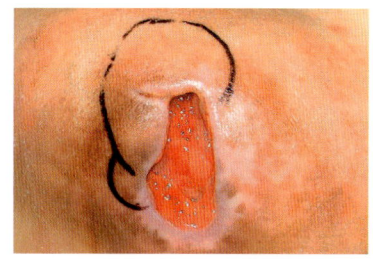

写真 4　2005.3.1　創面は語る

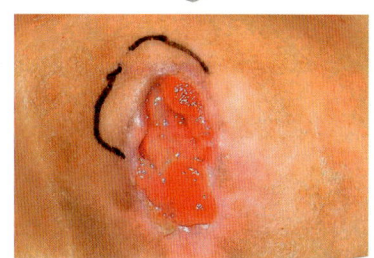

写真 5　2005.4.5　創面は語る

写真6 2005.5.17 創面は語る

創辺縁が全周に渡って縮小し、創辺縁が創底に密着してきており、表皮形成が認められ創傷治癒が始まっている。これは圧やずれ力が排除されていることを示している。

写真7 2005.6.14

治癒。

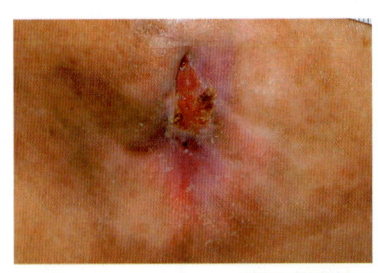

解説 commentary

2年間治らなかった褥瘡が5か月で治った。それまでの褥瘡ケアが悪かったことと、マットレスの機能が不十分であったため、壊死組織が拡大していた。マットレスを高機能タイプに変更し、壊死組織をできるだけ切除する積極的デブリードメントを行ったところ、壊死組織がなくなった。それと同時に壊死組織があった部位に初期型ポケットが出現した。これがPUHP22点に上昇した理由である。

ポケット切除術は、全切除ではなく大腿骨頭付近の組織が露出するまで、下肢のずれの影響を少なくなるところまでの切除とした。その目的は切除範囲を少なくすることにより開鎖を早めるように工夫した。

褥瘡ケアにおいて下肢を動かす量をなるべく少なくした結果、ポケット切除後3か月で治癒した。

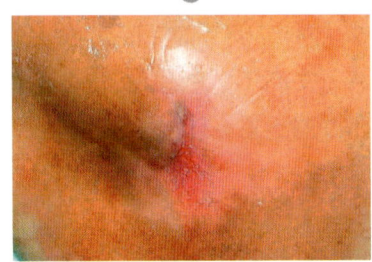

写真6 2005.5.17 創面は語る

写真7 2005.6.14

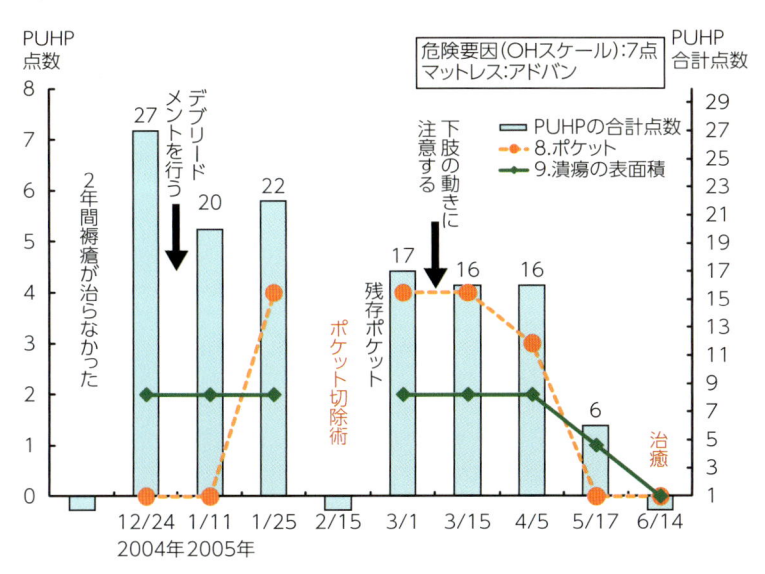

図4 大転子部のずれ予防には？

大転子のずれ力のエビデンス（写真8）。

下肢を動かすことにより、メチレンブルーでポケット創面にマークした線が、下肢を動かすごとに中央部に移動したり、辺縁の方向に移動するのがわかる。これを看護・介護スタッフへ見せたところ、体位変換を考えて行うようになった。

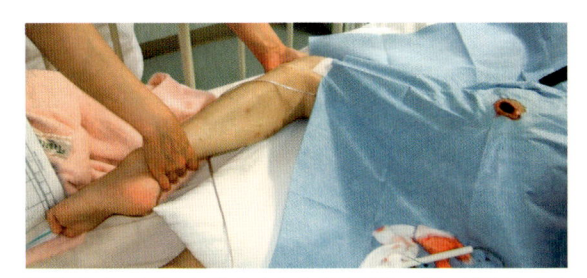

写真8-A　下肢を動かすと大転子部にずれが発生する

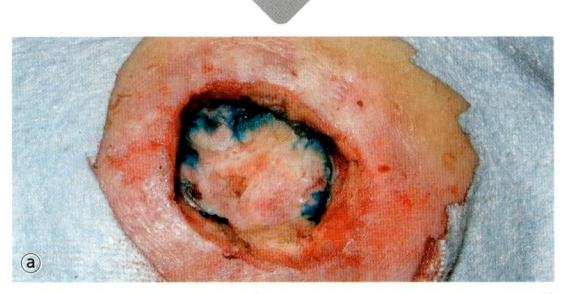

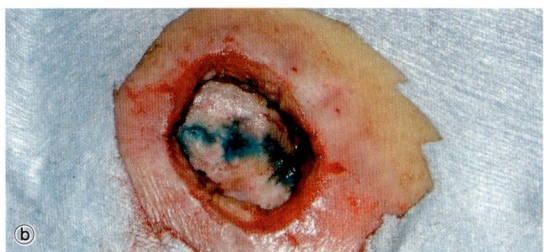

写真8-B　ⓐ下肢を伸ばしたとき，ⓑ下肢を少し曲げたとき，著明なずれがある

症例4 急性炎症性ニューロパチー、統合失調症により発生したポケットを有する仙骨部褥瘡

基本情報 profile

54歳・男性。2008年8月4日に発症。急性炎症性ニューロパチー、統合失調症で、入所した当時は5.0cm×2.0cmの潰瘍面の中に壊死組織があり、創部の圧痛があったという。またポケット形成がすでにあったとのことである。

治癒・軽快までの期間：中期（約4か月）

ケア・治療の要点：繰り返す圧とずれ力の加重で悪化した褥瘡。初期型ポケット（壊死融解型ポケット）を形成した。その後遅延型（外力介在型）ポケットに移行した。車椅子のクッションをゲルフォームのエキシボ®に変更したところ遅延型ポケットが手術せずに治癒した。穴あきポリウレタンフィルム貼付と体位変換に注意を払ったことも治癒につながった。

経過 progress

写真1 2008.10.27 創面は語る

尾骨部に小さな褥瘡がある。辺縁は厚くなっており、かなり前から褥瘡があったことを疑わせる。ポケットは大きく、褥瘡の全周辺に拡がっており、典型的な壊死組織融解排出型ポケットを示す。

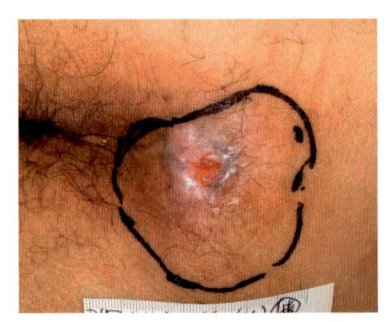

写真1 2008.10.27（在宅でわれわれが診察開始） 創面は語る

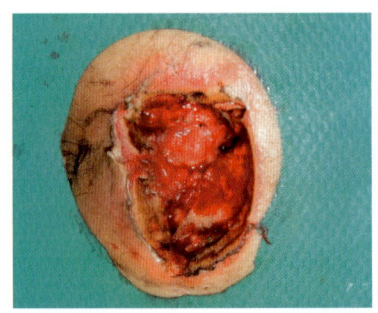

写真2 2008.10.27 創面は語る

在宅でポケット切除術を行ったところ創底には骨や腱壊死があり、これを除去した。創面の左側に残存のポケットがある。

術後はユーパスタ®を1週間使用し抗生物質の全身投与は3日間続けた。その後はオルセノン®と穴あきポリウレタンフィルムで処置した。

写真2 2008.10.27 創面は語る

写真3 2008.12.22　創面は語る

　遅延型ポケット。創面の肉芽組織の表面に、圧迫のため黄色に変化した肉芽組織の壊死を認める。これは良くないケアによって、ずれ力で肉芽表面が壊死に陥ったためである。

　9時の方向は4cmの奥行きのある遅延型ポケットが認められる。これは手術の際に初期型ポケットが一部残っていたものが、ケアによる外力が加わったためにより拡大したものである。当分の間、背上げを中止とする。処置は穴あきポリウレタンフィルムとする。

　遅延型ポケットの原因は背上げと車椅子移乗の際の"ずれ"と車椅子のクッションが薄すぎて底付きすることであった。この薄いクッションでは圧とずれがかなりかかっていることがわかった。

写真4 2009.1.8

　創部を洗浄し、オルセノン®軟膏を塗布し、その上に穴あきポリウレタンフィルムを貼付した。穴が十分にあけてあれば滲出液が完全に排出され、フィルムは皮膚に固着している。このまま剥がさずにもう1日使用可能である。

　滲出液の排除は良好であったが、このケースは遅延型のポケットに移行した。

写真5 2009.2.12　創面は語る

　車椅子のクッションをゲルフォームのエキシボ®に変更したところ肉芽の表層に壊死組織がなくなり、ポケットの周辺より表皮形成が始まった。

考えるケア　軽快への転機

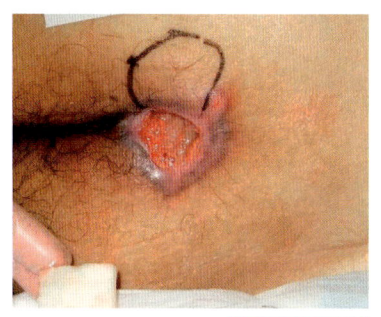

写真3　2008.12.22　創面は語る

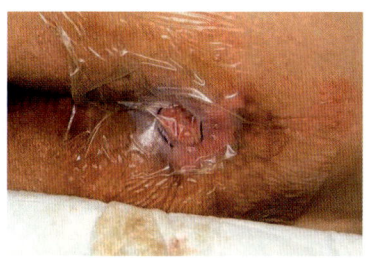

写真4-A　2009.1.8

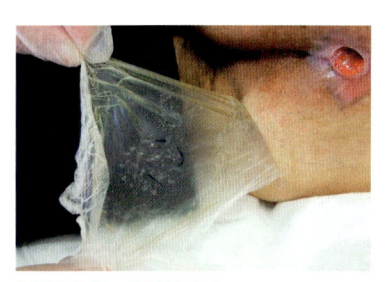

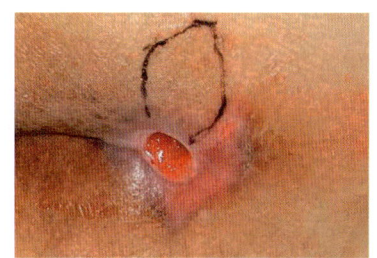

写真4-B　2009.1.8

写真5　2009.2.12　創面は語る

写真6 2009.3.9
　治癒。遅延型ポケットを伴う深い褥瘡がエキシボ®の使用により急速に軽快し、治った。

解説　commentary

　施設から入院してきた患者の大きなポケットを有する褥瘡である。施設でどんどん悪化していたし、初期型のポケットも拡がっていた。われわれが治療するようになってからポケットを切除するとともに背上げを禁止した。

　遅延型ポケットの治りが悪く、車椅子のクッションが問題であることがわかり、エキシボ®に変更して治癒した症例である。エキシボ®の効果は著明であった（**図5**）。

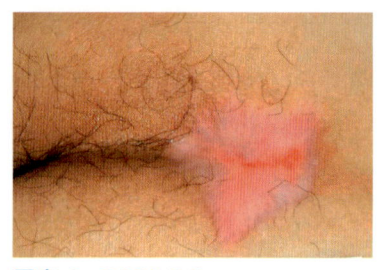

写真6　2009.3.9

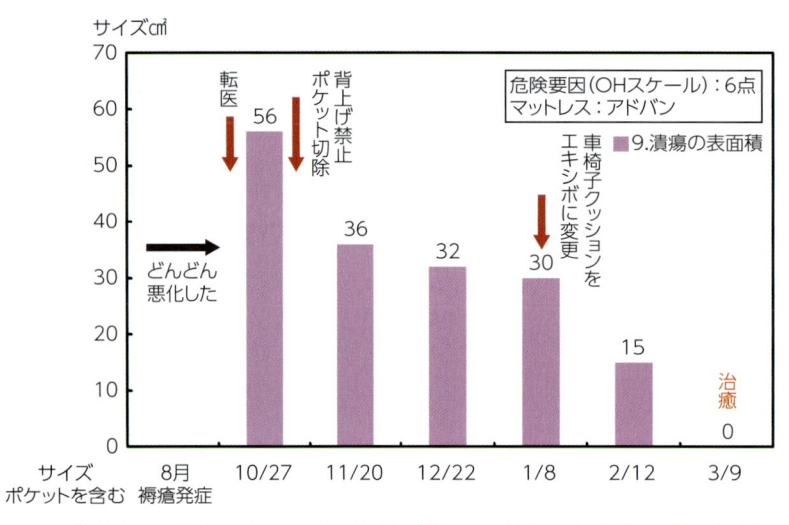

図5　ゲルフォーム クッション（エキシボ®）により治癒した仙骨部褥瘡症例

〔注〕ゲルフォーム　エキシボ®（109ページ第2章：**図104参照**）

　車椅子のクッションが厚さ3cmのウレタンフォームであったので体圧分散の不足があった。新しいタイプのエキシボ®に変更したところ、創面はみるみるうちに改善された。エキシボ®はゲルに気泡を入れて膨らませたフォームになった層と下層にゲルシートの層があり、フォームの層が体圧分散として働く。もし圧迫によりフォームが潰れてもゲルシートの状態となるので、軟らかく、かつずれを予防するクッションである。

第3章 症例から学ぶ「創面から考えるケア」

症例5 10数年間寝たきりの患者の腸骨部の深い褥瘡

基本情報 profile

47歳・男性。患者は10数年間寝たきりで、医師から褥瘡の治癒は諦めるように言われ、一生共存するつもりで褥瘡と5年間付き合っている。パーキンソン病があり、異常な知覚とスパスムがあり、本人の要求が多い。体圧分散マットレスはトライセル®を使用していた。これでなかなか治らないので、高機能タイプであるアドバン®に変更した。OHスケールの危険要因は7点で危険要因は高度であるので、マットレスは高機能型とするのは当然である。

治療・軽快までの期間：長期（1年3か月）

ケア・治療の要点：5年間治らないと諦めていた腸骨の褥瘡が治った。治療法はマットレスを高機能型のクレイド®とした。褥瘡保護パッド「プロソフト®」を使用した。その際、60kgの体重がかかるので2層にして使用したところ、良い結果が得られた。

経過 progress

写真1 2008.6.13 創面は語る

5年間治らなかった腸骨稜の褥瘡と外側に大きな遅延型ポケットがある。創面の周辺には厚い瘢痕がある。この褥瘡が何回も悪化を繰り返していたことを示している。ポケットの創面に肉芽形成はなく、線維化した擦過性創面のみである。

右下の側臥位を中止したいが、本人は右下でないと寝られないという。現在使用している体圧分散マットレス「トライセル®」は体圧分散が十分でなかったので、高機能タイプに変更した。その後、ベッドの位置を変えて左下の側臥位で寝ることも練習してもらった。

処置はそれまでラップ療法であったとのことで、そのま

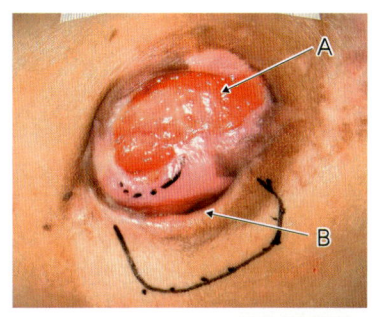

写真1 2008.6.13 創面は語る

ま持続することとした。

　ラップ療法を5年間続けていても圧とずれの排除がなされなければ褥瘡は治らない。この事実をいわゆる"ラッパー"は知るべきである。

考えるケア

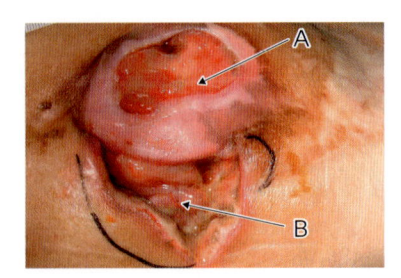

写真2　2008.7.18

　ポケット切除。

　腸骨稜上部（A側）：白色の創面は擦過性創面で、表面には線維化した組織が露出している。その他は急性期肉芽の創面。

　創外側の遅延型ポケット下部（B側）：浮腫性肉芽、創周辺には硬い瘢痕がある。ポケット切除術を施行。骨膜近くまで擦過性組織あり。

　手術当日、夕方と朝：訪問看護師に訪問してもらい、創の処置を依頼した。創面をデブリードメントして新鮮にしたので、3日間はユーパスタ®で処置。

写真3　2008.8.18

　創傷保護パッド（プロソフト®）にて、圧とずれ力の排除を試みた。

　A側：やはり右側臥位にならないと寝られないということで、プロソフト®を使用することにした。最初は薄いプロソフト®を使用したが、ここは体重がかかるので厚いプロソフト®を最初から使用すべきであった。妻がとても積極的でいろいろと工夫してくれた。かぶれ予防としてノベクタン®を用いることとした。

考えるケア　**第一次軽快への転機**

写真4　2008.9.1

　A側とB側両方の創面に急性期肉芽組織が現れてきた。

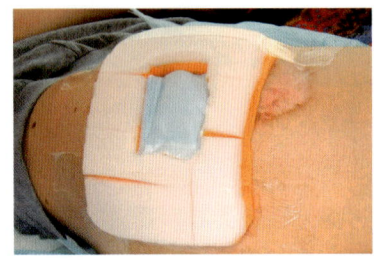

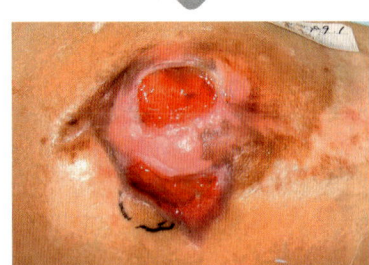

写真2　2008.7.18

写真3　2008.8.18

写真4　2008.9.1

第3章 症例から学ぶ「創面から考えるケア」

写真5 2008.9.29 　創面は語る

A側：まだ圧がかかっている。肉芽面に浅い圧迫のための段差がみられる。厚いタイプの黒色のプロソフト（いわゆる開発段階のもの）に変更。

B側：肉芽が形成され潰瘍は縮小している。洗浄、フィブラスト®スプレー、穴あきポリウレタンフィルムで処置。　考えるケア

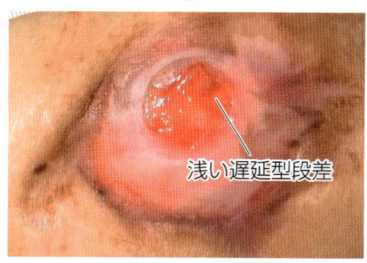

写真6 2008.11.6 　創面は語る

A側：腸骨稜の褥瘡創面にまだ圧とずれが加わっている証拠の段差がある。潰瘍は改善している。洗浄、アクアセルAg®と穴あきポリウレタンフィルムで処置。

B側：治癒。

写真7、8 2008.12.11

プロソフト®の使用方法の検討（参照 p.141）

A側：プロソフト®を2枚重ねとして使用した。

創面に圧とずれによる黄色の壊死組織がある。創面は摩擦による線維化創となっている。1枚だけでは厚さが不足しているようなので2枚のプロソフト®を重ねて2層にして使用する。アクトシン®軟膏、穴あきポリウレタンフィルムで処置。　考えるケア　第二次軽快への転機

写真9 2009.2.6 　創面は語る

5年間治らなかった腸骨稜の褥瘡と外側の大きなポケットが治癒した。

A側：プロソフト®を2枚重ねてから治りが早くなった。やはりプロソフト®の厚さが不足していたと考えられる。ほぼ治癒。ただし、治癒した瘢痕にときどき深い裂隙が生じる。瘢痕には皮脂腺がないので、乾燥ぎみであり、力がかかると割れやすいのでワセリンを塗布するとよい。ワセリン、穴あきオプサイト®で処置する。　考えるケア

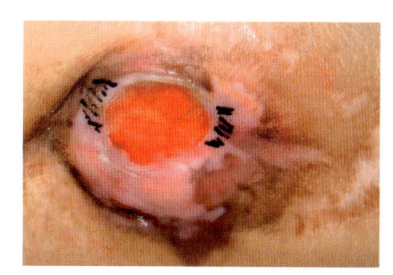

写真5　2008.9.29　創面は語る

写真6　2008.11.6　創面は語る

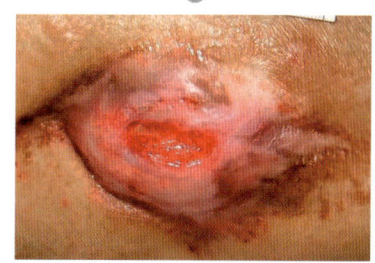

浅い遅延型段差

写真7　2008.12.11

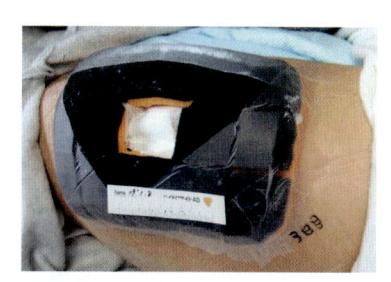

写真8　2008.12.11

写真10 2009.3.9

A側:治癒。スポンジ中止。保護のためにフィルムを貼る。

解説 commentary

褥瘡と一生共存しなければならないと治癒を諦めていた褥瘡が治った。

褥瘡は腸骨稜と腸骨外側の大きなポケットのある褥瘡であったが2人の褥瘡治療専門の医師から「この褥瘡は治らない。一生褥瘡と共存することを覚悟してください」といわれたという。このため本人も家族も治癒は諦めていた。どうしても本人が右下でないと寝られないということでプロソフト®を使用した。これでも創面に圧迫の症状があるので途中からプロソフト®を2枚重ねとした。それ以来、順調に治癒に進んだケースである（図6）。

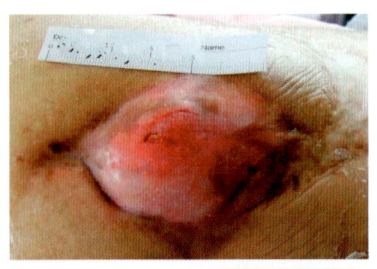

写真9 2009.2.6　創面は語る

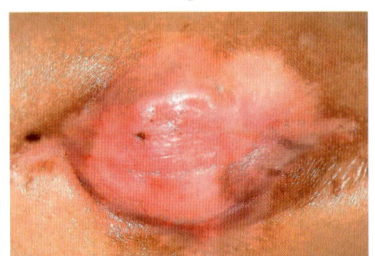

写真10 2009.3.9

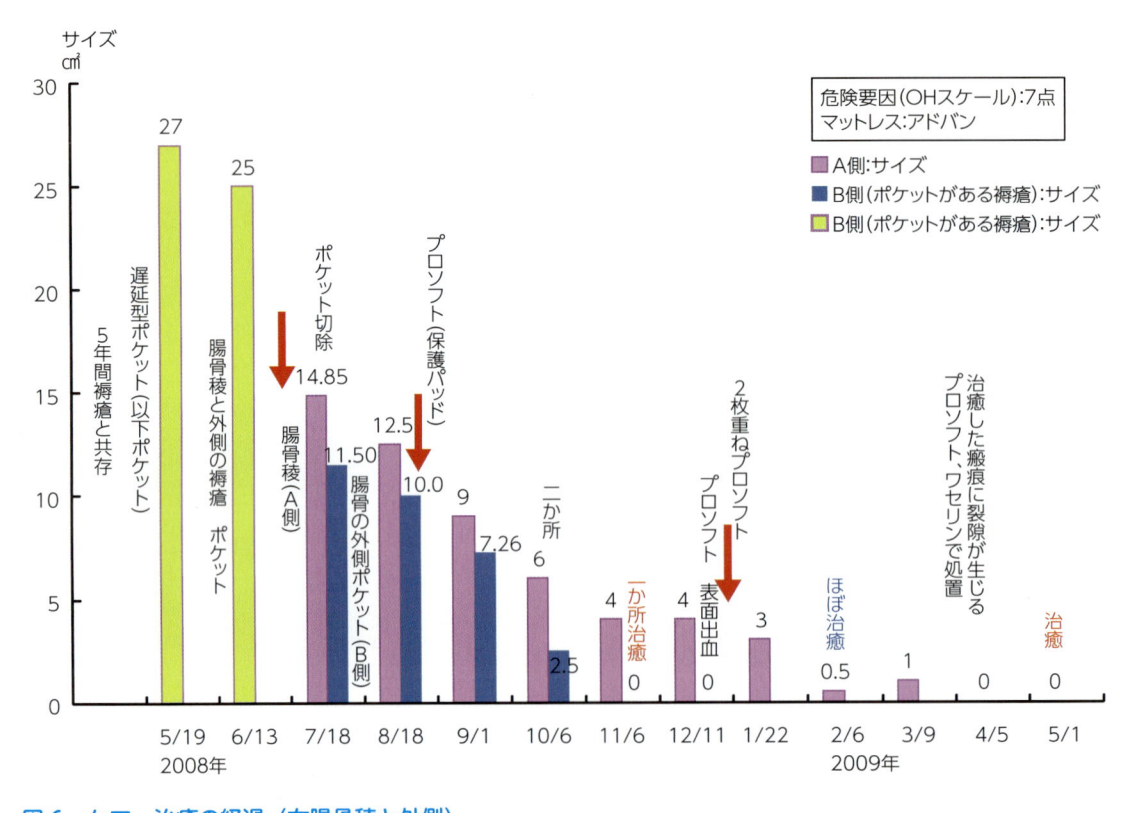

図6　ケア・治療の経過（右腸骨稜と外側）

症例6 リハビリテーションによって悪化した脊髄損傷の車椅子患者の右坐骨、大転子部、仙骨部の複合褥瘡

基本情報 profile

70歳・男性。坐骨部褥瘡、車椅子生活者。1990年、労働災害による脊髄損傷。腰椎Ⅲ、Ⅳ、Ⅴの損傷。それ以降、車椅子生活している。3年前より坐骨部褥瘡が発生し、治ったあとも再発を繰り返していた。2003年10月に下肢の蜂窩織炎で入院し、その後、褥瘡が悪化したという。

この患者はいろいろなエピソードをもっている症例である。入院中はリハビリテーション室に行くための車椅子乗車で悪化、在宅に移ってから独居生活をしていたが典型的な圧とずれによる悪化が起きた。この悪化の原因を追求してやっと長年悩まされた褥瘡が治癒した症例である。

治癒・軽快までの期間：長期（約1年5か月）

ケア・治癒の要点：リハビリテーションで悪化することがときどきあり、リハビリテーションを行うときに注意してもらった。在宅における悪化した褥瘡については本人の生活動態をチェックして原因を追求して治癒させることができた。

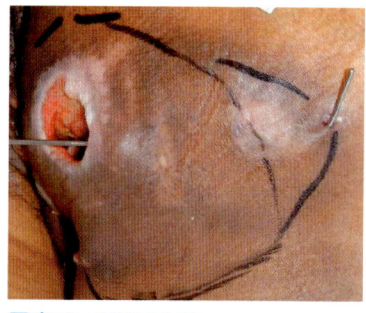

写真1　2004.1.7

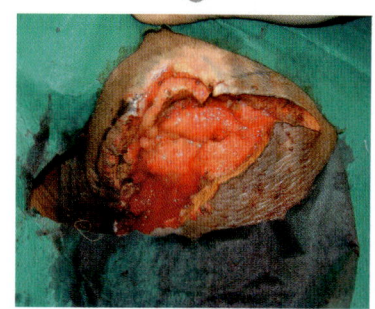

写真2　2004.1.13

経過 progress

写真1　2004.1.7

ステージⅣの褥瘡が右坐骨、大転子部、仙骨部の3か所にあり、複合褥瘡であった。この中で最も重症であった右坐骨部褥瘡について経過を述べる。

坐骨部は深いⅣ度の褥瘡で広いポケットとなっている。プローブで深さを探ると坐骨に触れる。膿が排出しており、臭いもあることからゲーベン®クリームを使うこととした。

処置：洗浄、ゲーベン®クリーム、ガーゼで処置。

写真2 2004.1.13

ポケット切除術。

写真3 2004.1.20

手術後1週間の創面である。手術後は出血がにじみ出ることがあるので感染を予防する意味で7日間ユーパスタ®とガーゼにて処置し、3日間抗生物質の内服を行った。創面は初期型段差が著明であり、その時点ではすでに壊死組織はなかった。一部ポケットが残っている。

処置：洗浄後、フィブラスト®スプレーを投与し、尿取りパッドの小片を直接当てた。1日2回取り替える。

写真4 2004.2.2　創面は語る

肉芽組織が増殖して創の収縮が起き始めている。小さなポケットが残っているが外力によるポケットの拡大はない。問題は段差で、2週前に比べて深さが深くなっている。これは坐骨部に圧とずれ力がかかっている"水平型キッシング潰瘍"となりつつあることを示している。

入院生活の詳細をよく聞いてみると、リハビリテーション室に行くために車椅子に乗っているという。これが段差を深めている原因で治癒の妨げになっていることがわかった。

写真5 2004.4.2

肉芽の成長は良好であるが一部に段差があり、これは車椅子乗車によるもので、車椅子への乗車の際に注意してもらうこととした。

考えるケア

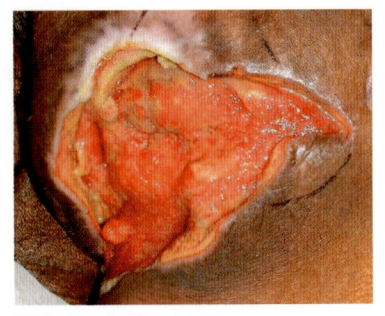

写真3　2004.1.20

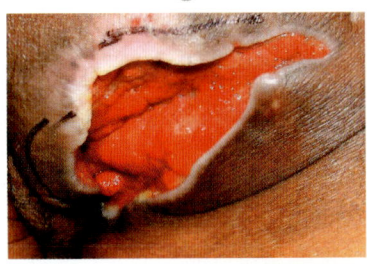

写真4　2004.2.2　創面は語る

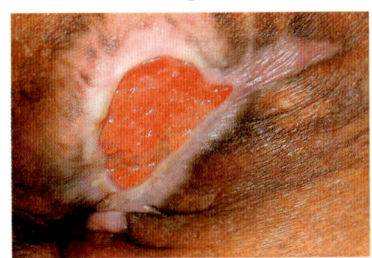

写真5　2004.4.2

第3章 症例から学ぶ「創面から考えるケア」

写真6 2004.7.23

辺縁が創底に密着してきていることは圧とずれが完全に排除されている証である。現在のケアの状態は良好と判断できる。
処置：洗浄、フィブラスト®スプレー、穴あきポリウレタンフィルム。

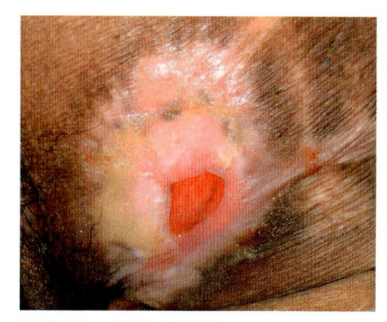

写真7 2004.8.27　創面は語る

悪化。坐骨部の褥瘡が悪化したとのことで往診の依頼があった。何で悪化したのかわからないとのことであった。いろいろな可能性と2〜3週前から始めた新しい治療、あるいは生活状態を詳しく聞いたところ、2週間前から本人の希望で病棟においてリハビリテーションを始めたことがわかり、これが悪化の原因と考えられた。リハビリテーションの担当医と一緒に、褥瘡の治療とリハビリテーションのトレーニングを行ってみて、どの程度、褥瘡の部位に影響が及ぶかについて"手当て法"を使って検討した（96ページ第2章参照）。下肢のリハビリテーションを行う際に坐骨部にずれ力がかかることがわかった。そのため褥瘡に影響がない方法でのリハビリテーションを工夫してもらうこととなった。

考えるケア　第二次軽快への転機

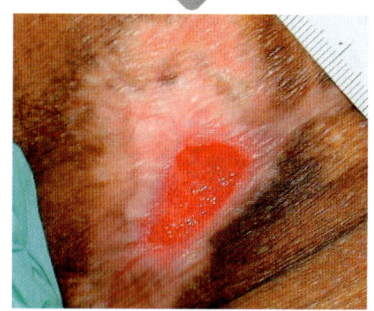

写真8 2004.11.1

下肢の浮腫が発生し感染を起こしかけたが、抗生物質の投与と浮腫改善を図ったので、ほぼ治癒した。本人が自分で創の処置ができるようになり退院した。

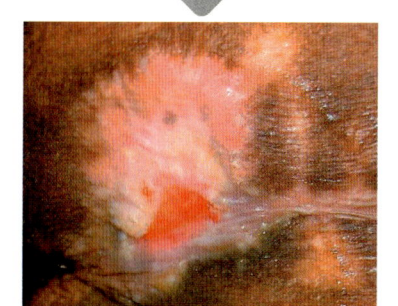

写真9 2004.11.16

退院して在宅に移動した後に悪化したという報告があった。在宅では独居、自炊、自立、車椅子生活である。週1回の訪問看護を受けていたが徐々に悪化しているという。

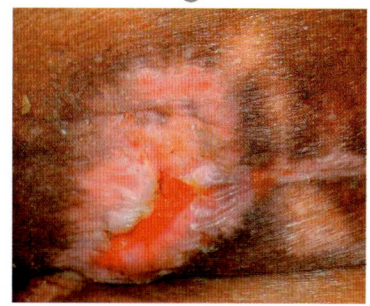

写真6　2004.7.23

写真7　2004.8.27　創面は語る

写真8　2004.11.1

写真9　2004.11.16

写真10　2005.2.25　創面は語る

　在宅に戻ってから褥瘡がますます悪化し、褥瘡は深くなり遅延型ポケットも出現しているとのことで、往診を依頼された。

　創面には遅延型の段差があり、遅延型ポケット形成もあった。創面の段差の中に線上の白色壊死組織もある。これは繰り返しの圧とずれが加わったことによる創面の変化と判断された。

写真11　2005.3.11

　どうしても坐骨部の圧とずれを除去できないので、プロソフト®を使用したところ、みるみるうちによくなってきた。

写真12　2005.5.16

　まだ潰瘍は治癒していない。

写真13　2005.6.11

　ほぼ治癒。
　スポンジの補助により褥瘡は治癒した。

解説　commentary

　リハビリテーションを始めてから褥瘡が悪化した、というのはよく聞くエピソードである。これはリハビリテーションをしている時、下肢や身体を動かすので褥瘡部位の圧とずれを起こす場合が多いからである。したがって、リハビリテーションを行うセラピストと褥瘡を見ながら話し合う必要がある。また、この症例でもあったことであるがリハビリテーション室まで行く車椅子の問題などもときどき見受けられるので注意が必要である。

　生活の中でかなりの圧とずれがかかっていることがわかる。しかし、独居の場合は自分で車椅子に乗り、生活をし

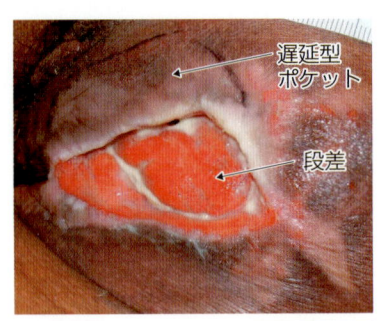

写真10　2005.2.25　創面は語る
（遅延型ポケット／段差）

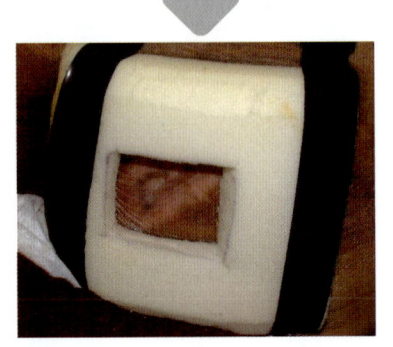

写真11　2005.3.11

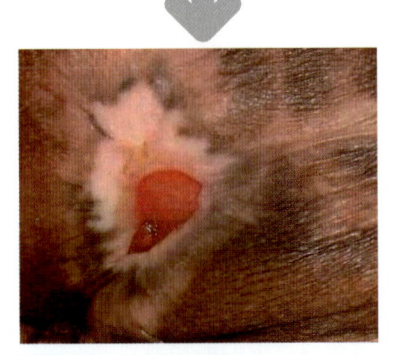

写真12　2005.5.16

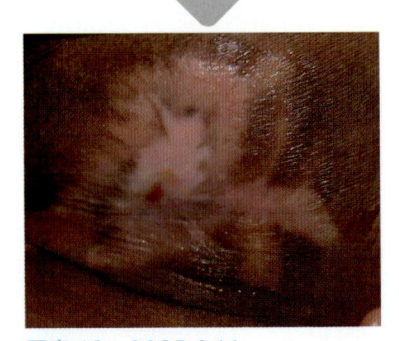

写真13　2005.6.11

第3章 症例から学ぶ「創面から考えるケア」

なければならない。このような条件の中で、どのように圧とずれをなくすかを一緒に考えなければならない。

調べてみると圧とずれが日常生活の中でかなりかかっていることがわかった。したがって、日常生活の中で車椅子上にだけでなく、座布団代わりにロホクッション®を使用すること、左に身体を傾けることにより圧が減少することから、安定した左の肘かけをつくり、なるべく左側に身体を傾けるような生活に変えてもらうことにした。（図7）

軽快への転機　考えるケア

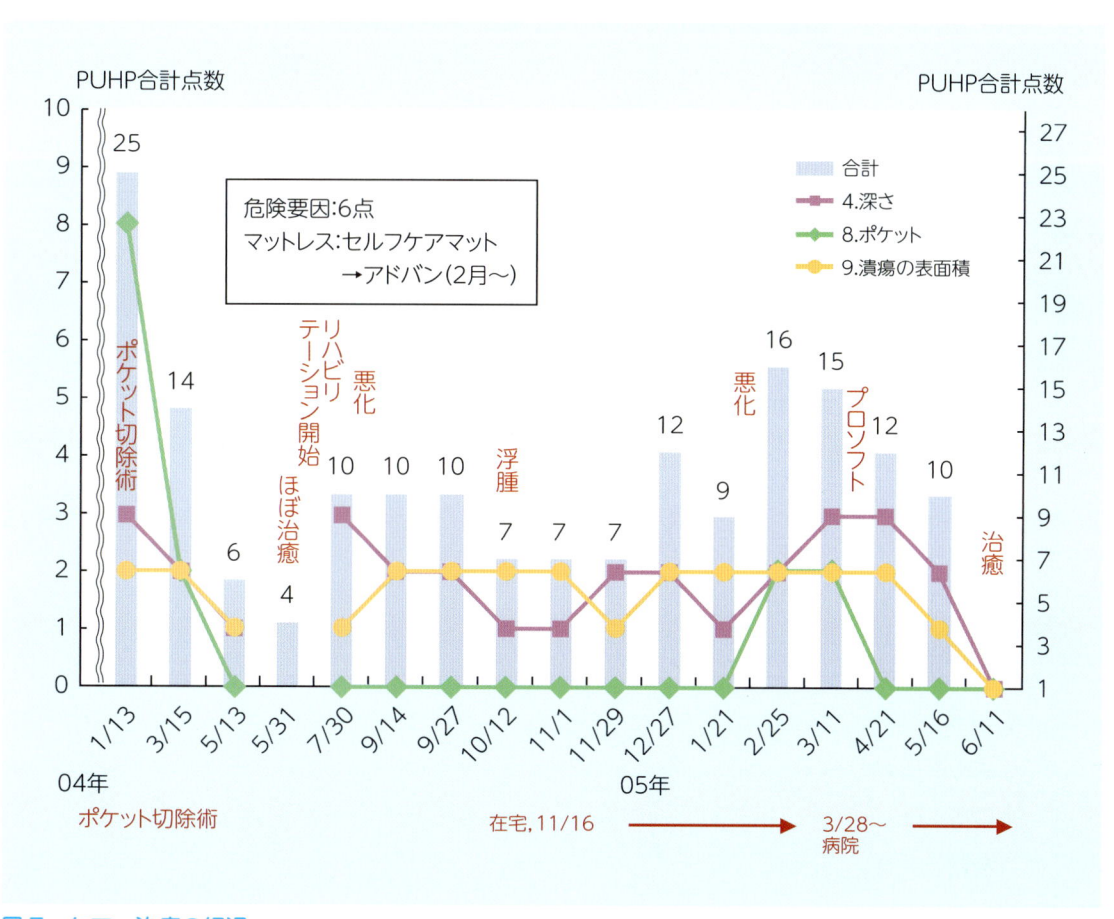

図7　ケア・治癒の経過

参考：プロソフト®

　プロソフト®（保護パッド）は著者がメーカーとともに開発した製品で、創にかかる圧とずれを排除できるパッドである。本体はやや硬いスポンジと軟らかいスポンジの2層になっており、圧迫を避けたい部位に小さな穴をあけておくと、その周囲をウレタンフォームで保護するので圧が分散される（図8）。創部を浮かせる円座と同じように見えるが、機能がまったく異なる。すなわちプロソフト®は支える面を広く取り、周辺で体圧分散を図り、かつ創部を浮かすことができる。さらに、粘着性と固定することにより創部からずれることがない点が特徴である。

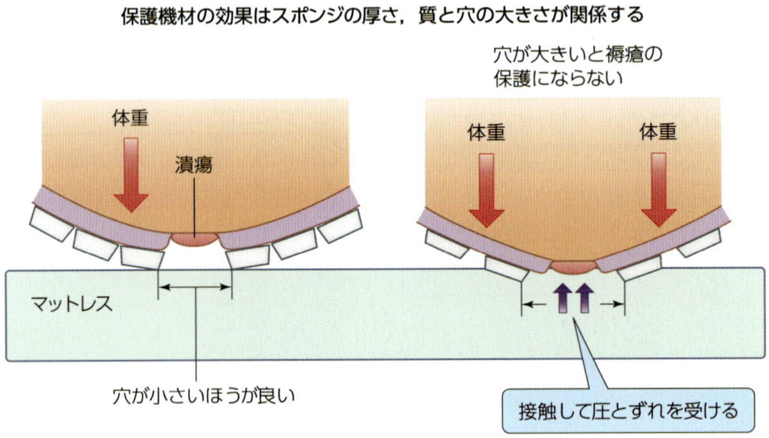

図8　プロソフト®の効果

付　録
褥瘡ケアに役立つ知識と商品

陰圧閉鎖療法

　陰圧閉鎖療法とは、機器を用いて創面に陰圧をかけ、創縁を引き寄せるとともに、滲出液や感染性物質を取り除き、肉芽形成の促進を図るものである。わが国では、そのための機器が2010年より医療機器として承認を受けた。

V.A.C. ATS 治療システム (ケーシーアイ株式会社；KCI (Kinetic Concepts, Inc.))

　KCIのV.A.C.®セラピーは、創傷の形状にフィットする多孔性ポリマーフォームを創内に密閉し陰圧をかけることによって、陰圧閉鎖療法（Negative Pressure Wound Therapy）を行う。これにより、肉芽組織形成の促進、滲出液と感染性物質を除去し、創床を整え、治癒環境を整える。世界中でこれまでに300万例以上の創傷治療がなされ、多くの臨床結果が報告されるとともに、医療経済的効果も報告されている。

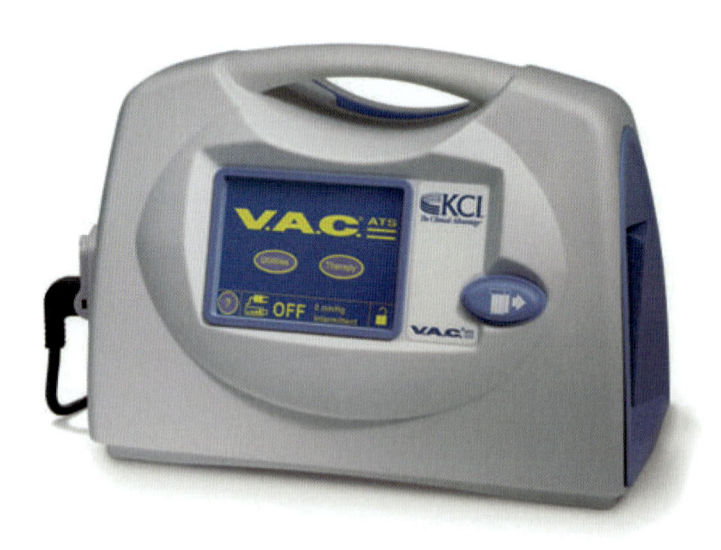

ケーシーアイ株式会社ホームページ▶http://www.kcij.com/

付録　褥瘡ケアに役立つ知識と商品

褥瘡保護用パッド

　褥瘡が治癒しにくい要因の一つは、創面に外圧がかかったり、着衣に接触したりなど、創面に物理的な力が加わることである。これを排除することができれば、環境が整い、治癒のスピードも上がる。しかし、褥瘡は「圧がかかりやすい部位」に多発するため、その実現は容易ではない。そこで考案されたのが褥瘡保護用パッドである。

プロソフト（ニチバン株式会社）

　硬さの違う2種類のポリウレタン発泡体を積層した構造を持つことで、褥瘡を保護することができるパッド。褥瘡を予防したり、寝具との接触および圧迫・ずれから褥瘡を保護したりする。体に触れる側は柔らかく、寝具側はやや硬めの発泡体でしっかりと立体的に支える構造になっている。アクリル系粘着剤の採用で皮膚刺激が少なく、またパッドの表面にスリットを入れているので体の曲線にフィットしやすい。これまでのパッドの、①柔らかすぎてつぶれる、②硬すぎて肌が痛くなったり、接触部分にキズができたりするなどの問題点を解決している。

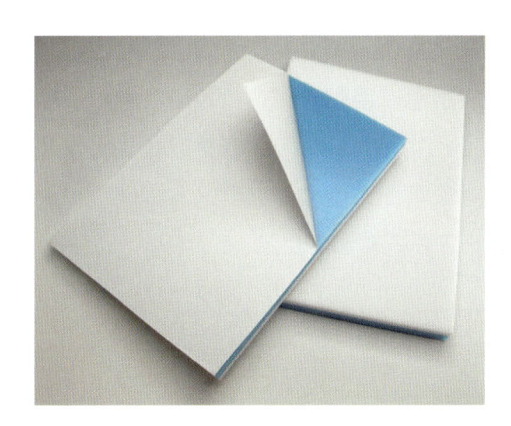

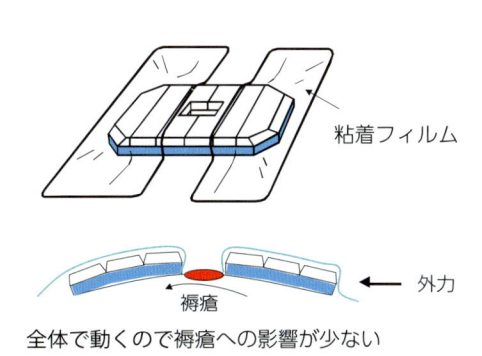

粘着フィルム

←外力
褥瘡
全体で動くので褥瘡への影響が少ない

ニチバン株式会社ホームページ▶http://www.nichiban.co.jp/index.html

体圧分散マットレス

　褥瘡が体圧の影響を大きく受けることは周知のとおりであるが、本文で繰り返し述べたように、この圧とずれが、いつ、どこに、どのようなかたちで加わるかを知ることが重要である。

ナッソー・グランデ（株式会社モルテン）

●**静止型マットレス　ナッソー**

　かたさの異なる高密度ウレタンフォームを3層構造にし、各種体位での優れた体圧分散性能と、端座位やベッド背上げでの座位時の安定感を向上させている。ベッド背上げの動きに合わせて3層構造のウレタンフォームがスライドすることで、背上げ時に背中にかかる圧とずれを低減し、楽な姿勢の確保ができる。また、へたりにくい高密度中〜高反発系ウレタンフォームを使用しているため、体圧分散性能が長く続く。

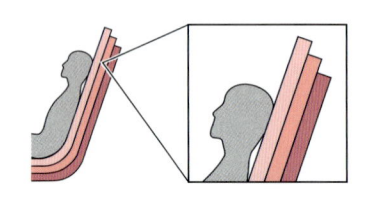

●**エアマットレス　グランデ**

　ポンプ操作パネルに患者の身体状況を入力すると、マットレスの①かたさ、②動作、③厚さ、④除湿レベルが患者の最適な状態に自動設定される。寝返りのしやすさや転落対策の安心・安全面を配慮して、マットレスの厚さを自動変更することができる。また、一時的に目的に応じた設定ができる。アシスト機能（リハビリモード／背上げモード／強力除湿モード）も搭載している。

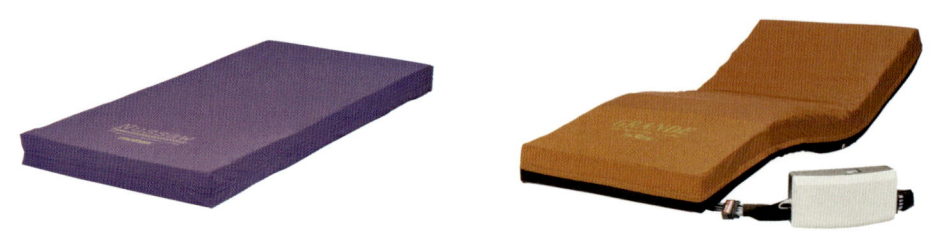

ナッソー　　　　　　　　　　グランデ

株式会社モルテンホームページ▶http://www.molten.co.jp/health/index.html

付録　褥瘡ケアに役立つ知識と商品

Wellstyle Paska（パスカ）（株式会社ハートウェル）

　体圧分散マットレス。ウレタンフォーム特有のムレも低減。トッパー（上層部分）と2層構造のベースマットという独自の組み合わせにより、11cm強の厚みながら高機能マットレスと同等の体圧分散力を実現している。トッパーは取り外しができるので、丸洗いや取替えが可能。専用の防水カバーもある。

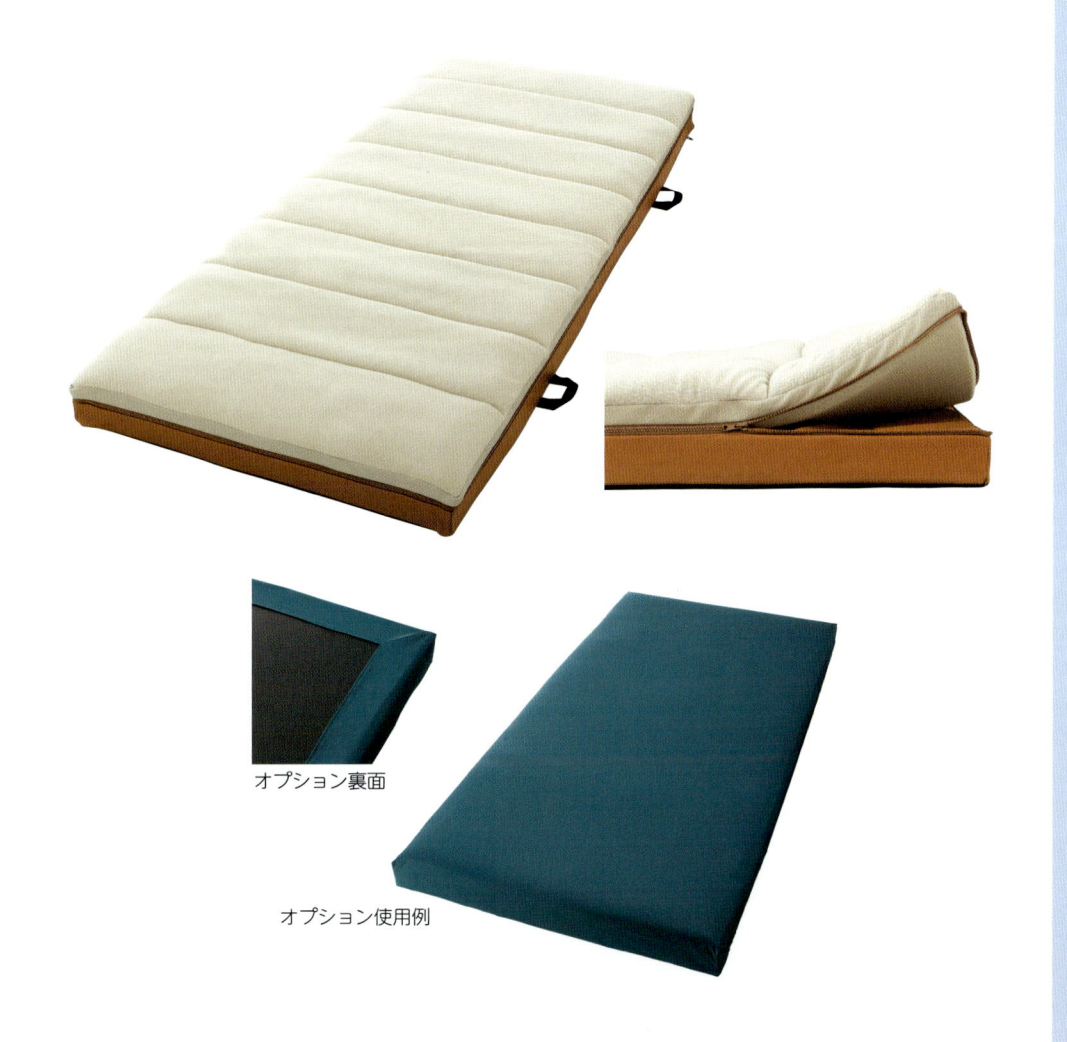

オプション裏面

オプション使用例

株式会社ハートウェルホームページ ▶ http://www.heart-well.co.jp/index.html

車椅子用クッション

褥瘡は何らかの身体障害を持った高齢者に多く発生する。しかし、この人たちが日常的に使用する車椅子は、サイズや座面の品質の問題から、褥瘡を発生させたり、治癒を遅らせる原因になる場合がある。この問題を解決・軽減することを目的に開発されたのが車椅子用クッションである。

エキシボ（日東メディカル株式会社）

高分子ゲルと発泡体の2つの素材を組み合わせることで、体圧を分散しつつ、ずれ力を軽減する車椅子用クッション。底部にアンカーを採用することにより、ずれ防止だけでなく、姿勢保持にも役立つ。病院などでよく使われる車椅子は、高機能で患者ごとにフィッティングがアセスメントされたものではなく、規格品が多い。この車椅子にはなんらかの緩衝クッションが必要になるが、その際に活用できる。

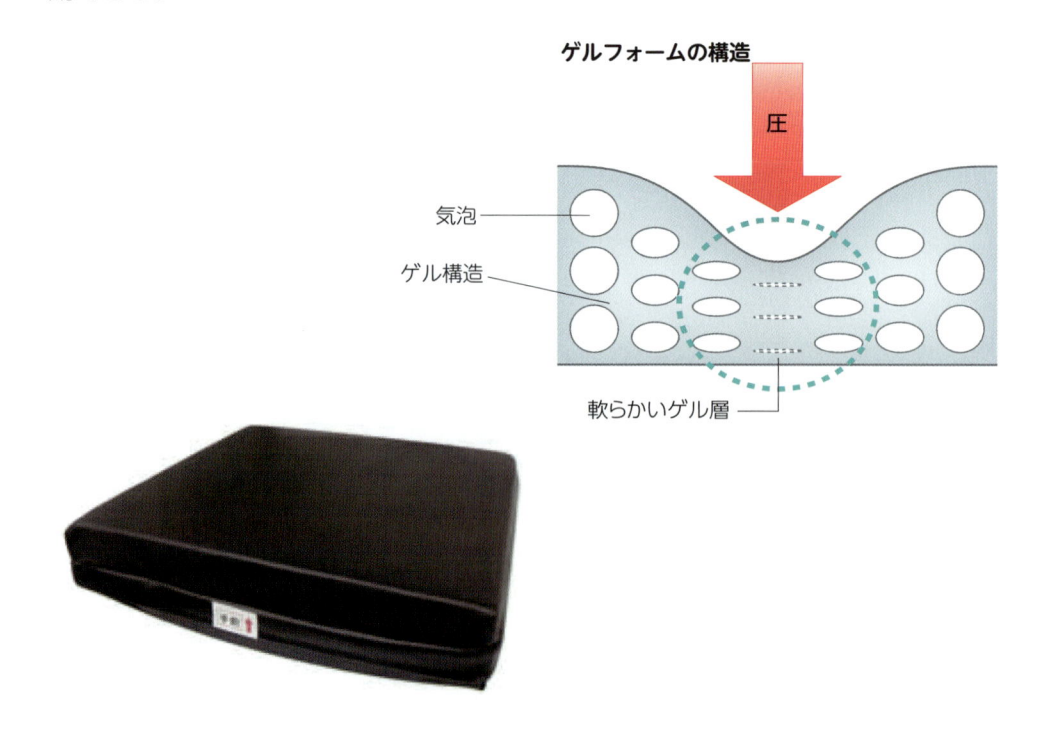

ゲルフォームの構造

圧
気泡
ゲル構造
軟らかいゲル層

日東メディカル株式会社ホームページ ▶ http://www.ntmed.co.jp/

ポジショニングクッション

　体圧分散寝具の一つで、上手に使えば、患者を安楽にさせつつ、体圧分散を図ることができる。ポジショニングクッションは、素材や形状、大きさなど、さまざまなものがあるが、使いやすいものを用意することが必要である。多種類のクッションを用意するのが理想ではあるが、多様性のあるクッションを使うことでコストカットを図る方法もある。

アルファプラ ウェルピー（株式会社タイカ）

　中材に、極小ビーズとわたを配合。極小ビーズは身体にフィットさせることに効果があり、わたは形状の保持効果を持つ。独特の形状をしているのことで、さまざまな用途に活用できるようになっている。また、通気性や吸湿性にも配慮し、柔らかな肌触りとなっている。

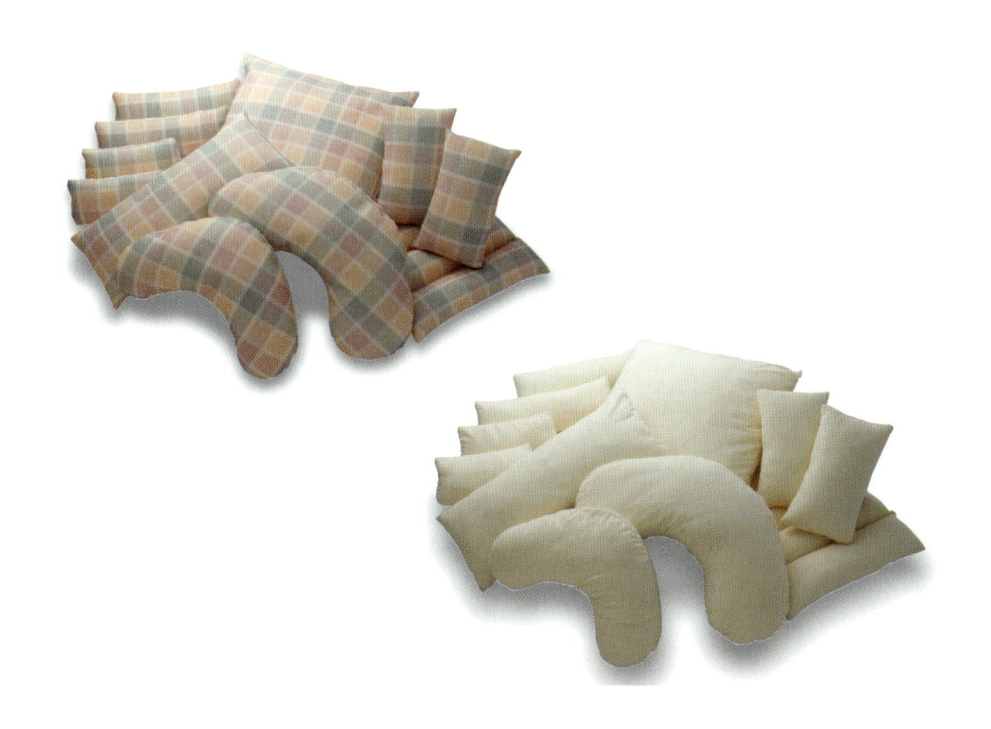

株式会社タイカホームページ▶http://www.taica.co.jp/pla/

ドレッシング材

　創傷管理に必須の物品の一つにドレッシング材がある。さまざまな製品があるが、日々使用するものなので、質や機能はもちろん、使いやすさ、在宅療養の場合には特にコストパフォーマンスなども考慮して、適切なものを選択したい。

デルマエイド・エスアイエイド（アルケア株式会社）
●デルマエイド
　ガーゼ交換による創傷へのダメージを軽減するため、創傷に固着しにくい（非固着性フィルム付き）高吸収ドレッシング材である。
●エスアイエイド
　デルマエイド同様、剥離する際のダメージを軽減する。接皮面にシリコーンゲルメッシュを使い、はがす際に新生組織を損傷するリスクを軽減する。

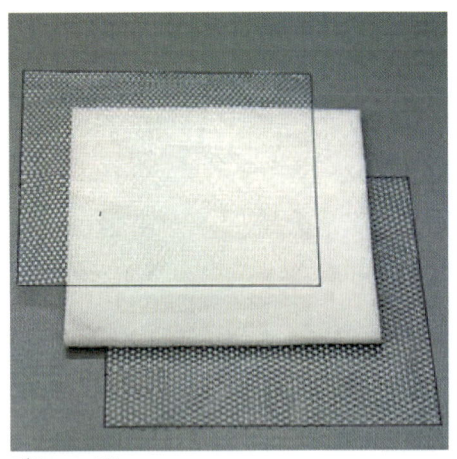

デルマエイド 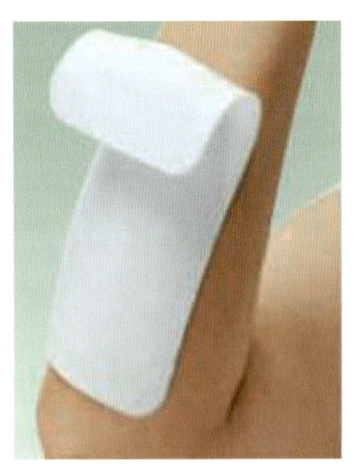　　　　　　　エスアイエイド

アルケア株式会社ホームページ▶http://www.alcare.co.jp

付録　褥瘡ケアに役立つ知識と商品

ハイドロサイト◇ AD ジェントル
ハイドロサイト◇ AD プラス （スミス・アンド・ネフュー ウンド マネジメント株式会社）

　湿潤環境を保持する3層構造の親水性ポリウレタンフォームドレッシング。高水蒸気透過性トップフィルム層と高親水性ポリマー入り吸収層が、過剰な滲出液を吸収・蒸散し、浸軟を防止。創部接触面（粘着層）に、低アレルギー性粘着剤を使用したADプラスと、交換時の剥離刺激が少ないシリコーンゲル粘着のADジェントルがある。

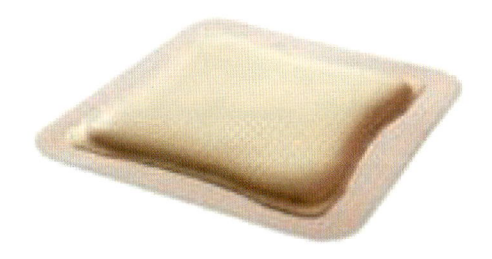

ハイドロサイト◇ 薄型 （スミス・アンド・ネフュー ウンド マネジメント株式会社）

　自着性ポリウレタンフォームドレッシング。フォーム自体が適度な自着性を持ち（粘着剤は非使用）、脆弱な皮膚へも貼付できる。フォーム材は、ポリウレタン背面フィルムとポリウレタン吸収層の2層構造。吸収性があり、ゲル化しないことから、創部へ溶解物を残さず、ドレッシング交換時の創部洗浄等が簡便に行える。また、創部をクリーンな状態に保ちつつ、湿潤環境をつくる。薄く、伸縮性が高いため、屈曲部等の可動部位に使用しても動作の妨げになりにくい。

スミス・アンド・ネフュー ウンド マネジメント株式会社
▶http://wound.smith-nephew.com/jp/Home.asp

文 献

第1章　文献

1) 日本褥瘡学会：科学的根拠に基づく褥瘡局所治療ガイドライン．照林社，東京，2005
2) 大浦武彦，菅原啓，花房志郎，熊川良幸：病的骨突出と褥瘡－軟部組織萎縮－．形成外科　43(2), 111-123, 2000
3) 三村真季，岡崎秀和，梶原隆司，大浦武彦，髙橋　誠：ベッド操作時の体圧とずれ力の変動－第1報－体型とベッド操作の影響－．日本褥瘡学会誌 9, 11-20, 2007
4) 大浦武彦，髙橋　誠，三村真季，岡崎秀和，梶原隆司：ベッド操作時の体圧とずれ力の変動－第2報－ベッドアップ角度の影響と残留ずれ力－．日本褥瘡学会誌 9, 21-27, 2007
5) 大浦武彦：リハビリテーション医に必要な合併症の知識「最近の褥瘡に対する考え方とリハビリテーション」．Medical Rehabilitation 52, 8-15, 2005
6) 大浦武彦：褥瘡治療 Update －リハビリテーションとの関係－．リハビリテーション医学 別冊 42(12), 862-868, 2005
7) 大浦武彦，佐伯誠子，桐生眞由美，利　悌子，芳賀理己，伊藤寿美，千葉　豊：ポケット形成のメカニズム－圧・ずれとの関係－．日本褥瘡学会誌 7(1), 57-66, 2005
8) Ohura,T.,Ohura,N.Jr.：Pathogenetic Mechanisms and Classification of Undermining in Pressure Ulcers-Elucidation of Relationship with Deep Tissue Injuries. WOUNDS, 18(12),329-339, 2006
9) Ohura,T.,Ohura,N.Jr.,Oka,H.：Incidence and clinical symptoms of hourglass and sandwich shaped tissue necrosis in stage IV pressure ulcers. WOUNDS 19(11), 310-319, 2007
10) 大浦武彦：褥瘡の見方と治療－第4回外用薬剤の特徴と使い方－．Home Care Medicine　3 (12), 35-40, 2002
11) 大浦武彦：私の褥瘡に対する薬物療法の考え方．難病と在宅ケア 14(8), 39-43, 2008
12) 大浦武彦：図説 潰瘍の診断と治療 ,07 感染潰瘍面における抗生物質の用い方．p.50-59, 羊土社，東京，1987
13) 小野一郎，大浦武彦，他：各種熱傷局所療法剤の臨床分離緑膿菌に対する抗菌力．日職災医誌 30, 647-654, 1982
14) 波利井清紀，大浦武彦：日本におけるV.A.C.ATS治療システムの治験成績．形成外科　53(6), 655-662, 2010

第2章　文献

1) 大浦武彦：褥瘡が起こるメカニズム．Aging & Health 12(3), 7-10, 2003
2) 大浦武彦，佐伯誠子，桐生眞由美，利　悌子，芳賀理己，伊藤寿美，千葉　豊：ポケット形成のメカニズム－圧・ずれとの関係－．日本褥瘡学会誌 7(1), 57-66, 2005
3) Ohura,T.,Ohura,N.Jr.：Pathogenetic Mechanisms and Classification of Undermining in Pressure Ulcers-Elucidation of Relationship with Deep Tissue Injuries.WOUNDS 18(12), 329-339, 2006
4) 大浦武彦：褥瘡のケア．今日の治療指針－私はこう治療している，p.1144-1146, 医学書院, 東京, 2009
5) 大浦武彦：褥瘡の見方と治療－浅い褥瘡の見方と治療のこつ－．Home Care Medicine 3(9), 38-41, 2002
6) 大浦武彦：褥瘡の見方と治療－深い褥瘡の見方と治療－．Home Care Medicine 3(10), 36-38, 2002
7) Ohura,T.,Ohura,N.Jr.,Oka,H.：Incidence and clinical symptoms of hourglass and sandwich shaped tissue necrosis in stage IV pressure ulcers.WOUNDS 19(11), 310-319, 2007
8) 大浦武彦：図説 潰瘍の診断と治療, 単純性潰瘍の創傷治癒 p.17-23, 羊土社, 東京, 1987
9) 大浦武彦：新しい褥瘡予防と治療・ケアの実際「褥瘡治療の現状（保存的治療）」．Progress in Medicine 23(10), 10-19, 2003
10) 大浦武彦：褥瘡の見方と治療 第5回 壊死組織の除去．Home Care Medicine 4(1), 36-38, 2003
11) 大浦武彦：創傷のアセスメントの基礎．エマージェンシーナーシング　165, 63-87, 2001
12) 大浦武彦：日本人の褥瘡危険要因「OHスケール」による褥瘡予防．日総研出版, 名古屋, 2005
13) 大浦武彦：ポリウレタンフィルム療法のすすめ．月刊ナーシング (27), 64-70, 2007
14) 大浦武彦：Dr. 大浦の褥瘡治療の極意～ポリウレタンフィルム療法のすべて～．学習研究社, 東京, 2009

第3章　文献

1) 大浦武彦：褥瘡の「ポリウレタンフィルム療法」．エキスパートナース 26(4), 27-30, 2010
2) 大浦武彦：Dr. 大浦の褥瘡治療の極意～ポリウレタンフィルム療法のすべて～．学習研究社, 東京, 2009
3) 大浦武彦，髙橋　誠：ずれ緩和と除圧を考慮した新しい車椅子用クッション．エキスパートナース 24(1), 96-100, 2008
4) 大浦武彦，他：褥瘡の予防と治療に関する研究 1) 栄養介入の効果の検討 2) 保護機材の効果の検討，平成19～21年度厚生労働省 総合研究報告書, 2010

索引

あ行

足潰瘍	7
足抜き	106
足病変	7
圧	106, 3, 31
圧測定器	97
穴あきポリウレタンフィルム	31, 91, 92, 103, 104, 112, 113, 124
陰圧閉鎖療法	33, 144
──機器	33
うっ血	52
膿	12
ウレタンフォーム	14, 109
栄養	70
エコー	48, 52, 58, 62
壊死組織	12, 16, 23, 26, 28, 45, 52, 58, 86, 89, 117, 122, 126, 128, 130, 134
──の限局	49
──融解	48
──融解型段差	44, 64
──融解型ポケット	44, 127
壊死融解期	20, 49
炎症期	16, 29, 49, 86
円錐形状壊死	38

か行

ガーゼ	22
ガイドライン	2
潰瘍	12
外力介在型段差	64
外力介在型ポケット	24, 45, 56, 60
過剰肉芽	32, 71
考えるケア	2
関節拘縮	10
感染性炎症	94
感染創	93, 94
乾燥壊死	86
乾燥状態	77
危険要因	98, 100
キッシング潰瘍	44, 45, 48, 54, 64, 66, 68, 69, 138
救急	6
球状肉芽塊	71
急性期肉芽組織	82
虚血	52
筋線維芽細胞	50, 70
車椅子	8
──移乗	131
──用クッション	109, 148
継続的デブリードメント	91, 92
血腫	117
血流不全	52
腱壊死	122
抗菌作用	29, 30
膠原線維	83
拘縮	4, 5, 8

誤嚥	4
骨壊死	122
骨突出	21, 38, 39, 40, 44
骨突出部	3, 62
骨膜	11

さ行

擦過性創面	134
擦過肉芽塊	72
30度側臥位	3
残存真皮	45
サンドウィッチ型壊死	23, 44, 45, 62, 89
残留ずれ力	43
湿潤状態	77
脂肪	11
充血	52
出血	12, 22, 56
消極的デブリードメント	91, 92
初期型段差	17, 44, 45, 64
初期型ポケット	20, 41, 44, 45, 59, 126, 128, 132
褥瘡対策委員会	9, 10
褥瘡発生率	98, 101
褥瘡保護用パッド	145
真菌症	15, 47
滲出液	94
新生表皮	84
真皮	11, 12, 45, 54, 74
垂直型キッシング潰瘍	44, 45, 48, 68, 69
水平型キッシング潰瘍	44, 45, 54, 64, 66, 138
水疱	12, 14, 44, 45, 46, 54
――膜	14, 55
ステロイド軟膏	32
砂時計状壊死	38, 39
ずれ	3, 106
――測定器	97
背上げ	4, 14, 21, 42, 45, 113, 118, 131, 132
脊損損傷	122
――患者	18
背下げ	14, 42
切開	12, 26
積極的デブリードメント	91, 93, 128
背抜き	106
線維芽細胞	70, 71
仙骨部	24, 118
創収縮	50, 70, 115
創傷保護パッド	134
創側壁	11
創底	11, 18, 25, 60, 84
創辺縁	11, 19, 25, 64, 84
創面の段差	64
組織内応力	4

た行

体圧分散マットレス	47, 82, 98, 100, 108, 116, 117, 146
体位変換	3, 14, 19, 21, 22, 28, 42, 45, 107, 117, 118, 127, 129
大転子部	25, 60
段差	12, 17, 64
外力介在型――	64
初期型――	17, 44, 45, 64

創面の――	64
遅延型――	12, 17, 25, 44, 48, 64, 80, 123
遅延型2層性――	67
蛋白質融解酵素	31
遅延型段差	12, 17, 25, 44, 48, 64, 80, 123
遅延型2層性段差	67
遅延型ポケット	20, 21, 24, 44, 45, 48, 58, 60, 82, 118, 126, 131, 132, 140
陳旧性肉芽組織	82
手当て法	96, 120
体位変換	109
デブリードメント	91, 134
消極的――	91, 92
積極的――	91, 93, 128
臀裂	27
透析室	7
導尿	120, 121
糖尿病	7
ドレッシング	31, 56, 70
――材	22, 77, 94, 150
バイオロジカル――	77
フィルム――	77
ドレナージ	26, 93, 94

な行

軟膏	29, 70
難治性褥瘡	25, 48
軟部組織	27
肉芽	22
――塊	4, 12, 18, 19, 24, 25, 49, 69, 71, 80, 118, 119, 127
――丘	19
――形成	29, 30, 33
――形成促進剤	19
――出血	72
――組織	12, 25, 29, 78, 84, 131, 134, 138
――調整作用	29, 32
過剰――	32, 71
球状――塊	71
急性期――組織	82
擦過――塊	72
陳旧性――組織	82
浮腫性――	30, 32, 71, 134
不良――	19, 70
良性――	70
嚢状壊死	89

は行

肺炎	4, 116
バイオロジカルドレッシング	77
発熱	26
瘢痕	114, 115, 126, 135
ハンドブロック	122
尾骨部	24, 113, 118
左大転子部	126
皮膚保護剤	15
病的骨突出	10, 113
表皮	11, 12, 54
表皮形成	49, 74, 75, 76
表皮剝離	15, 46
ビラン	12, 15, 44

フィブリン膜	18, 80, 83
フィルムドレッシング	77
浮腫	52
浮腫性肉芽	30, 32, 71, 134
不良肉芽	19, 70
放射線皮膚潰瘍	77, 78
ポケット	8, 12, 20, 58, 126
ポジショニングクッション	56, 110, 149
発赤	12, 116, 124
ポピドンヨードシュガー	76
ポリウレタンフィルム	72, 76, 96

ま行

マルチグローブ	27, 68, 106
メチレンブルー	129

や行

融解壊死	86, 93

ら行

ラップ療法	133
リハビリテーション	8, 118, 124, 125, 137
良性肉芽	70
類天疱瘡	55
裂隙	12, 44, 45, 48, 68, 135

A to Z

critical coronization	30, 31
CT	48, 52, 58
DESIGN-R	10
eschar	86
flap	71
horizontal kissing ulcer	44, 66
ICU	6
MP 関節	96
MR	52
OH スケール	10, 98
PAD	7
PIP 関節	96
slough	86
time lag	117
VAC	33, 35
vertical kissing ulcer	44, 68

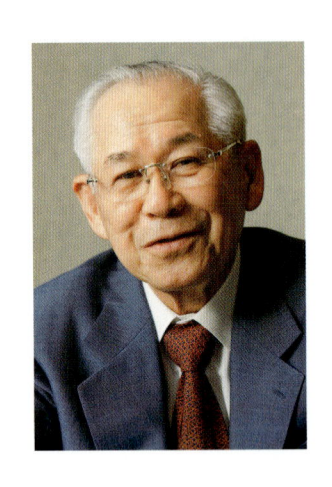

著者
大浦 武彦 （おおうら・たけひこ）

【略歴】
1931年生まれ。62年、北海道大学大学院医学研究科修了（医学博士）、78年、北海道大学医学部形成外科学講座教授、93年、北海道大学医学部附属病院長、95年、定年退官（北海道大学名誉教授）、医療法人渓仁会会長に就任。2002年、医療法人社団廣仁会褥瘡・創傷治癒研究所所長、現在に至る。

【主な学会活動】
1980年、国際熱傷学会アジア太平洋地区会議会長、86年、日本形成外科学会会長（札幌）、90～95年、日本熱傷学会理事長、90～94年、国際熱傷学会副会長、98～2005年、日本褥瘡学会理事長、07年～日本在宅褥瘡創傷ケア推進協会理事長、09年～日本下肢救済・足病学会理事長。

【主な著書】（他に著作、原著・総説など論文多数）
〔形成外科領域〕
『皮膚表面外科』（克誠堂，1990）、『熱傷』（共著，南江堂，1982）、『図説臨床形成外科講座Ⅰ-Ⅷ』（編著，メジカルビュー社，1987）。
〔褥瘡領域〕
『わかりやすい褥瘡予防・治療ガイド』（編著，照林社，2001）、『TIMEの視点による褥瘡ケア－創床環境調整理論に基づくアプローチ』（編著，学習研究社，2004）、『日本人の褥瘡危険要因「OHスケール」による褥瘡予防』（共著，日総研出版，2005）、『床ずれ博士の在宅介護』（朝日新書（朝日新聞社），2008）、『Dr.大浦の褥瘡治療の極意～ポリウレタンフィルム療法のすべて～』（学習研究社，2009）。

見て・考える褥瘡ケア
創面をみればすべてがわかる
ここで差がつくテクニック

2010年9月5日　初版第1刷発行Ⓒ　　　（検印省略）

著	大浦　武彦（おおうら　たけひこ）
発行者	平田　直
発行所	株式会社 中山書店
	〒113-8666　東京都文京区白山1-25-14
	TEL 03-3813-1100（代表）　振替00130-5-196565
	http://www.nakayamashoten.co.jp/
装丁・デザイン	VOX
DTP・印刷・製本	株式会社 公栄社

Published by Nakayama Shoten Co.,Ltd.　Printed in Japan
ISBN 978-4-521-73268-8

落丁・乱丁の場合はお取り替え致します

・本書の複製権・上映権・譲渡権・公衆送信権（送信可能化権を含む）は株式会社中山書店が保有します。

JCOPY 〈（社）出版者著作権管理機構委託出版物〉
本書の無断複写は著作権法上での例外を除き禁じられています。複写される場合は、そのつど事前に、（社）出版者著作権管理機構（電話03-3513-6969、FAX3513-6979、e-mail:info@jcopy.or.jp）の許諾を得てください。